Gudrun Theurer

Gemeinsam unterwegs in schwerer Zeit

W0084385

Gudrun Theurer

Gemeinsam unterwegs
in schwerer Zeit

Begleitende Texte für Kranke,
ihre Angehörigen und Hospizmitarbeiter

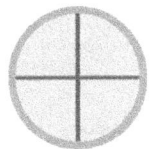

Dominus-Verlag
Augsburg 2015

Erste Auflage. 2015

Bibliografische Information der Deutschen Nationalbibliothek:
Die Deutsche Nationalbibliothek verzeichnet diese Publikation in der
Deutschen Nationalbibliografie; detaillierte bibliografische Daten sind im
Internet über http://dnb.dnb.de abrufbar.

Eine frühere Fassung erschien unter dem Titel „Du bist nicht allein.
Begleitende Texte für Kranke, ihre Angehörigen und Hospizmitarbeiter"
im Jahr 2009 bei SCM Hänssler im SCM-Verlag, Holzgerlingen. ISBN
978-3-7751-4969-3. Die Rückübertragung der Nutzungsrechte an die
Autorin erfolgte am 22.03.2012. Für die vorliegende Ausgabe wurde der
Text durchgesehen, überarbeitet und stark erweitert.

EG = Evangelisches Gesangbuch. Ausgabe für die Evangelische Landeskirche zu Württemberg, Stuttgart 1996.
GL = Gotteslob, Regensburg u.a. 2013.

Lektorat: Claudia Fuchs
Titelbild (Südfrankreich): Andreas Düren
Autorinnen-Foto und Umschlaglayout: Dr. Peter C. Düren

© by Dominus-Verlag 2015
Dr. Peter C. Düren • Mittleres Pfaffengäßchen 11
86152 Augsburg • Deutschland
Tel.: 0-(049) 821 – 56 65 65 8
Fax: 0-(049) 821 – 50 81 41 9
eMail: bestellung@dominus-verlag.de
www.dominus-verlag.de

ISBN 978-3-940879-40-0

Für Heidi († 2008)

Inhaltsverzeichnis

Wiederfinden

Wenn etwas von uns fortgenommen wird,
womit wir tief und wunderbar zusammenhängen,
so ist viel von uns selber mit fortgenommen.

Gott aber will,
dass wir uns wieder finden
reicher um alles Verlorene
und vermehrt um jenen unendlichen Schmerz.

Rainer Maria Rilke

Anstelle eines Vorwortes

Abschied leben

Von einem geliebten Menschen Abschied zu nehmen, ist unendlich schwer. Einander loslassen, einander zurücklassen und einander nicht mehr wiedersehen – das ist für die meisten Menschen der schwerste Weg ihres Lebens. Beide gehen diesen Weg – der sterbende Mensch und diejenigen, die ihn begleiten. Aber sie gehen diesen Weg in unterschiedlicher Weise und mit unterschiedlichem Ziel.

Für den Sterbenden bedeutet es, sich nun endgültig seiner eigenen Lebensgeschichte zu stellen und diese abzuschließen. Oft sind seine letzten Monate und Tage von schwerem körperlichen und seelischen Leid geprägt, sodass es nicht leicht ist, inneren Frieden und tiefen Trost zu finden. Auf diesem letzten Weg geht es aber nicht nur um den sterbenden Menschen. Es geht auch um die, die ihn begleiten. Auch sie durchleben diesen Abschied. Auch sie spüren Grenzerfahrungen, die zu bewältigen sind. Sie werden einen eigenen Weg finden müssen, sich mit dem Tod auseinanderzusetzen.

Für beide ist es daher wichtig, dass sie in diesem Abschiedsprozess zueinander finden, um diese Zeit miteinander zu gestalten und sie zu einem Stück ihrer gemeinsamen Lebensgeschichte zu machen. So kann der Sterbende wirklich in Frieden heimgehen, und die Hinterbliebenen können ihn in ihrer Trauer loslassen und getröstet werden.

Als eine wirkliche Hilfe haben sich die Texte der Passionsgeschichte von Jesus in dieser Situation bewährt:
Matthäus-Evangelium, Kap. 26-27
Markus-Evangelium, Kap. 14-15

Lukas-Evangelium, Kap. 22-23
Johannes-Evangelium, Kap. 12-19

Sie haben eine zeitlos gültige Aktualität. Man kann sie als Kreuzwegstationen meditieren, bei denen grundlegende seelische Prozesse zur Sprache kommen, die in der Bewältigung der letzten Lebensphase Orientierung geben. Man kann in ihnen auch eine Hilfe finden, um die eigene Lebensgeschichte aufzuarbeiten. Im Lesen der Leidensgeschichte Jesu gelingt es vielen, einen Zugang zum eigenen Leiden und Abschiednehmen zu finden. Hier finden sie tröstliche Impulse, ihren gemeinsamen Abschied zu gestalten. In diesem Sinn sollen die vorliegenden Texte eine Hilfe sein für den Sterbenden und für diejenigen, die wieder ins Leben zurückgehen.

Sie ermutigen uns dazu, uns bewusst auf diesen letzten gemeinsamen Weg einzulassen.

Sie bringen zur Sprache, was in unserem Inneren geschieht.

Sie lassen uns in unsere Seele horchen.

Sie öffnen uns für Gefühle.

Sie geben uns Kraft, füreinander da zu sein.

Sie machen uns bereit, Leid zu tragen.

Sie zeigen uns den Weg des Glaubens.

Sie geben uns Hoffnung, dass Leben nicht vergeht.

Es ist gut, wenn man nicht alleine unterwegs ist

Füreinander da sein

Das Sterben beginnt nicht erst beim unmittelbaren Eintritt der letzten Lebensstunden. Sterben beginnt, wenn ein Mensch weiß: Mein Leben geht unwiderruflich seinem Ende entgegen. Sterben beginnt, wenn klar ist, dass eine Heilung für mich nicht mehr in Frage kommt und es nun um palliative Behandlung geht. Sterben beginnt, wenn der Arzt sagt: Es gibt keine Hoffnung mehr! Manche Menschen haben nun einen Weg vor sich, dessen Länge und Schwere sich nicht von vornherein abschätzen lässt. Oft sind es noch viele Monate, die bei relativ guter Lebensqualität folgen. Manchmal ist es ein schmerzhaftes kurzes Krankenlager oder ein langes Warten auf den Tod. Immer aber ist es ein Stück des eigenen Lebensweges, den es zu bewältigen gilt. Dieser Weg ist geprägt von Rückblick und Abschiednehmen. Manch vergangene Lebensstationen leben noch einmal auf. Ein Weg der Erinnerungen. Ein Weg der Trauer. Ein Weg der Dankbarkeit, aber auch der Tränen. Ein Weg des Fragens nach der Hoffnung, die trägt. So wie eine anspruchsvolle Gebirgswanderung eigentlich immer in Begleitung geschehen sollte, so gilt dies in besonderer Weise auch für die letzte Wegstrecke unseres Lebens. Es ist gut, wenn man nicht alleine gehen muss. Es ist gut, wenn Menschen da sind, die einen begleiten. Menschen, die zuhören. Menschen, die trösten. Menschen, die mitweinen und mitlachen. Wenn all das, was unserem Leben bisher Inhalt gab, so langsam an Bedeutung verliert, dann zeigt sich, welch wunderbares Geschenk doch Freundschaften und gute menschliche Beziehungen sind.

„Es gibt aber kaum ein beglückenderes Gefühl, als zu spüren, dass man für andere Menschen etwas sein kann. Dabei kommt es gar nicht auf die Zahl, sondern auf die Intensität an. Schließlich sind eben die menschlichen Beziehungen doch einfach das Wichtigste im Leben; (...) Ich meine (...) hier die schlichte Tatsache, dass die Menschen uns wichtiger im Leben sind als alles andere. Das bedeutet gewiss keine Geringschätzung der Welt der Dinge und der sachlichen Leistung. Aber was ist mir das schönste Buch oder Bild oder Haus oder Gut gegenüber meiner Frau, meinen Eltern, meinem Freund?"[1]

Die Trittsteine des letzten Weges

Der Sterbende und auch diejenigen, die ihn begleiten, durchleben verschiedene Phasen und seelische Prozesse in der Leidbewältigung.[2] Da sich diese sowohl bei den Sterbenden als auch bei denen, die sie begleiten, ereignen, ist es hilfreich, diese natürlichen Abläufe zu kennen. So kann manchem Missverständnis hilfreich begegnet und eine entspannte Gelassenheit im Umgang miteinander Raum geschaffen werden.

Die Stufen der Leidbewältigung

Für den Sterbenden ist es ein Vorteil, wenn er ahnt, wie seine seelische Verfassung sich im Laufe der Leidbewältigung verändern kann. Für diejenigen, die in dieser Zeit mit ihm intensiven Umgang haben möchten, ist dieses Wissen ebenso wichtig, denn nur so können sie ihn verstehen und ihn

---

[1] Dietrich Bonhoeffer, Verantwortung und Hingabe. Texte und Gebete von Dietrich Bonhoeffer, Wuppertal 1993, S. 36.
[2] Vgl. Elisabeth Kübler-Ross, Interviews mit Sterbenden, Gütersloh ¹²1984, S. 16-93; Verena Kast, Trauern. Phasen und Chancen des psychischen Prozesses, Stuttgart ¹⁴1982.

hilfreich unterstützen. Gerade dies ist heute zunehmend schwieriger geworden, weil das Sterben in den vergangenen Jahrzehnten aus der Normalität des Lebens ausgeklammert war. Sterben wurde als Ausnahmesituation verdrängt und der natürliche Umgang mit Sterbenden weithin verlernt. Deswegen möchte ich nicht mit der Beschreibung dessen beginnen, was ein todkranker Mensch fühlt, sondern mit dem, was Menschen in ihren vitalen Lebensjahren in Situationen der Krisenbewältigung durchleben. Wer sich selbst gefühlsmäßig in diesen Umbruchsituationen wiederfinden kann, hat auch einen emotionalen Zugang und eine innere Augenhöhe zu dem, was im Sterbeprozess geschieht.

Wie wir im vitalen Leben alltägliche Krisen bewältigen

Diese fiktive Geschichte ist hierbei sehr aufschlussreich:
Uwe und Ute sind zwei junge Leute, die seit Jahren miteinander befreundet sind. Im Jahr vor der geplanten Hochzeit beendet Ute plötzlich die Beziehung. Ihre Umschulung und der neue Arbeitsplatz haben ihren Freundeskreis und auch ihren Lebensstil verändert. Uwe ist ein netter Mensch – aber eine lebenslange Partnerschaft kann sie sich mit ihm nicht mehr vorstellen. Sie spürt, dass Uwe und sie nicht mehr zueinander passen. Schon manchmal hat sie ihm gegenüber vorsichtige Andeutungen gemacht, dass sie mehr Freiheiten möchte, dass ihr Lebensstil doch recht verschieden sei und sie gerne wieder Single wäre. Aber offensichtlich verstand Uwe diese Andeutungen nicht. Jedenfalls wich er sämtlichen Gesprächsversuchen aus. So schreibt sie ihm einen Brief. Klar und unmissverständlich löst sie darin ihre Beziehung zu ihm. Im Folgenden wird der seelische Prozess beschrieben, den Uwe von der schockierenden Wahrheit bis zur Bewältigung der Situation hin durchlebt.

Nicht wahrhaben wollen

Uwe versteht die Welt nicht mehr. Immer wieder liest er den Brief. Das kann doch nicht wahr sein! Bestimmt hat sie das gar nicht so gemeint! Er ist sich ganz sicher, dass seine Freundin in den nächsten Tagen wieder zu ihm zurückkommt. Ihm scheint alles wie ein böser Traum zu sein, der bald vorüber ist. Nach außen hin tut er so, als sei alles wie immer. Er trifft sich mit seinen Freunden und verhält sich so normal, dass niemand etwas bemerkt.

Zorn und Wut

Nach einiger Zeit wird ihm klar, dass Ute ihre Entscheidung ernst gemeint hat. In einem kurzen Telefongespräch bestätigt sie ihren Entschluss. Uwe kann und will ihre Trennungsgründe jedoch nicht akzeptieren. Aus seiner Sicht war ihre Beziehung gut und harmonisch. Er ist wütend. Wütend auf Ute, die ihm solches Leid antut. Wütend auf seine Freunde, die ihn nicht richtig verstehen. Wütend und neidisch auf andere Menschen, die in glücklichen Paarbeziehungen leben. In den folgenden Wochen wirkt Uwe auf seine Freunde und Kollegen ganz verändert. Aus dem unkomplizierten und humorvollen Kollegen ist ein Mensch geworden, mit dem es sehr schwer ist, Umgang zu haben. Uwe reagiert gereizt und ist meist schlecht gelaunt.

Verhandeln

Uwe hofft auf eine neue Chance in seiner Beziehung zu Ute. Er möchte sich mit ihr aussprechen. Allerdings nur mit dem einen Ziel, ihre Freundschaft und seine Hoffnung auf eine gemeinsame Zukunft mir ihr zu retten. Er ruft sie wiederholt an und macht ihr Versprechungen: Wenn sie wieder zu ihm zurückkäme, würde er versuchen, mehr Interesse an ihrem neuen Beruf zu zeigen. Er würde sich auch bemühen, ihren neuen Freundeskreis zu akzeptieren. Überhaupt werde er mehr Zeit mit ihr verbringen wollen und ihr auch zuhören, wenn sie von sich erzählt. Uwe tut dies, weil er eigentlich ein schlechtes Gewissen hat. Seine Versäumnisse werden ihm allmählich bewusst, und er will nun alles in seiner Macht Stehende tun, um die entstandenen Konsequenzen rückgängig zu machen.

Depression

Als dies nicht gelingt, fällt Uwe in tiefe Traurigkeit. Er begreift, dass seine Beziehung zu Ute endgültig gescheitert ist. Es bleibt ihm nichts anderes übrig, als sich dieser Tatsache zu stellen. Uwe zieht sich von seinen Freunden zurück. Er holt die Fotos und Filme des letzten gemeinsamen Urlaubs hervor. Stundenlang hängt er seinen Erinnerungen nach. Ohne Ute macht ihm nichts mehr richtig Freude. Selbst die Abende mit seinen Kollegen am Stammtisch sind für ihn lästig. Oft erfindet er sogar Ausreden, um gar nicht erst hin zu gehen. Die Freude an Dingen, die ihn früher begeisterten oder selbstverständlich zu seinem Leben gehörten, scheint verflogen. Uwe trauert und nimmt Abschied von seinem gemeinsamen Leben mit Ute.

Zustimmung, Akzeptanz

Nach einiger Zeit kommt Uwe innerlich zur Ruhe. Der Schmerz ist zwar noch da, aber es tut nicht mehr so weh. Er kann sich den Tatsachen stellen. Ihm wird auch bewusst, dass ihr Leben und ihre Interessen mit der Zeit sehr unterschiedlich geworden sind. Uwe wird selbstkritisch. Er denkt, dass eine Trennung für sie beide neue Lebenschancen eröffnen kann.

Was Menschen auf dem Weg des Sterbens seelisch verarbeiten und wie wir sie darin unterstützen können

Im Prozess des Sterbens finden sich diese Phasen der Krisenbewältigung wieder. Dabei dürfen sie keinesfalls als automatisch ablaufend missverstanden werden. Ihr Verlauf ist so unterschiedlich wie das Leben der Menschen. Manch einer überspringt einzelne Phasen, ein Anderer durchlebt sie in ganz unterschiedlicher Reihenfolge, bei wieder anderen kann es passieren, dass sich einige Phasen wiederholen. Sterben ist ein Teil unseres Lebens und deshalb ein lebendiger, nicht steuer- oder vorhersehbarer Prozess. Dennoch zeigt es sich, dass Sterbende fast immer mehrere der aufgezeigten Phasen erleben und darin ihre je eigene Aufgabe der Bewältigung haben.

Nicht wahrhaben wollen

Nach der Ankündigung einer unheilbaren Krankheit reagieren viele Menschen mit radikaler Ablehnung der gestellten Diagnose: „Das ist nicht möglich! Da sind Untersuchungsergebnisse vertauscht worden!" Manche konsultieren verschiedene Ärzte in der Hoffnung, dass das diagnostizierte Krankheitsbild nicht zutrifft. Tief im Inneren aber wissen sie meist, wie es um sie bestellt ist. Was Außenstehende als Verdrängung wahrnehmen, ist meist gar keine bewusste Strategie, sondern ein unbewusster Selbstschutz der eigenen Psyche. Wenn der Betroffene dann allmählich die Ernsthaftigkeit seiner Situation zu erkennen in der Lage ist, kann die äußere Aktivität, in die er verfällt, in erster Linie eine Strategie sein, um sich künstlich Zeit zu verschaffen, damit er sich noch nicht mit dem Unabwendbaren auseinandersetzen muss. Damit kann ein großer innerer Zwiespalt verbunden sein. Einerseits versucht er, dem Ernst der Situation und damit dem Ernst des Todes auszuweichen. Dies zeigt sich oft darin, dass er sich isoliert und ein Klima der Unnahbarkeit und Härte um sich herum verbreitet. Andererseits aber sehnt er sich auch danach, über den Tod zu sprechen.

Tipps im Umgang mit Betroffenen:

Niemand kann dem anderen die seelischen Lasten einfach abnehmen. Das umgangssprachliche „Da muss jeder selber durch", bringt diese Wahrheit auf den Punkt. Die „Aufgaben" der inneren Bewältigung, wie man es in der Fachliteratur nennt, kann niemand ersatzweise für den anderen schultern. Was aber jeder unterstützend tun kann ist eines: Mitmensch sein und behutsam diesen Prozess begleiten.

- ❖ Zeit haben
- ❖ sich nicht aufdrängen
- ❖ den Betroffenen selbst bestimmen lassen, inwieweit er reden und sich öffnen will
- ❖ den Betroffenen nicht zur Einsicht zwingen wollen
- ❖ den Anderen in dessen Schwäche respektieren und lieben.

Zorn und Wut

Wenn der Betroffene den ernsten Zustand vor sich selbst und anderen nicht mehr leugnen kann, wird er sich nicht nur rein sachlich einer Diagnose stellen. Vielmehr wird er sich existenziell und emotional mit dem Ende seines eigenen Lebens beschäftigen. Warum gerade ich? Womit habe ich das verdient? Ich habe doch noch so viel vorgehabt! Für

Angehörige und Pflegende ist gerade diese Phase besonders schwierig. Der Zorn und die innere Rastlosigkeit des Patienten können sich jetzt gegen alles und jeden richten. Auch dem Partner gegenüber kann der Betroffene jetzt feindselig, aggressiv und abweisend reagieren. Besonders problematisch sind Menschen, die in ihrem Leben eine dominierende, selbstbestimmte Position innehatten und nun plötzlich aus dieser herausgerissen sind. Sie fühlen sich in extremer Weise machtlos, hilflos und überflüssig.

Tipps im Umgang mit Betroffenen:

❖ Kritik und Nörgeln – wenn es geht – aushalten! Es ist im Letzten nicht persönlich gemeint.

❖ Wenn man es selber nicht mehr ertragen kann, versuchen, eine kurze Auszeit zu nehmen, um genügend Kraft zu schöpfen. Meist hilft es, wenn man sich bei einer vertrauten Person aussprechen kann.

❖ Sich nicht vom Betroffenen abwenden, sonst gerät er in Isolation und später in die tiefe Not der Einsamkeit.

❖ Versuchen, ihm Zuwendung, Zeit und Aufmerksamkeit zu schenken. Meist werden Menschen, die Verständnis finden, bald ruhiger und ausgeglichener.

❖ Möglichkeiten schaffen, dass sich jemand abreagieren kann.

❖ Es kann durchaus richtig sein, ihn auch bei wichtigen Entscheidungsfragen einzubeziehen. Krankheit beeinträchtigt zwar, aber der Kranke möchte seine Potenziale noch weitgehend ausschöpfen. Vielen Menschen tut es gut, wenn sie möglichst lange am täglichen Leben teilhaben können.

Verhandeln

Meistens dann, wenn Wut und Ärger sich erschöpft haben, tritt die Phase des Verhandelns ein. Der Betroffene möchte noch einmal seine Handlungs- oder Entscheidungsfreiheit erfahren, bevor er sie endgültig loslassen muss. Meistens spürt er bereits die zunehmende Schwäche und ist auf fremde Hilfe angewiesen. Er ringt um ein „Ja" zu diesem Lebensprozess. Für Außenstehende kann sich dies auf recht unterschiedliche Weise zeigen. Oft findet man ein Verhandeln mit Gott. „Wenn ich noch etwas mehr Zeit bekomme, dann werde ich ..." Hier spielt der Gedanke der Wiedergutmachung eine wichtige Rolle – selbstkritische Rückblicke haben hier oft ihren Ursprung. Der Betroffene hält diesen Vorgang vor anderen meist geheim. Ihm selber tut diese Phase psychisch gut, denn durch sein Verhandeln mit Gott gewinnt er Zeit und reflektiert sein Leben. Hieraus kann die innere Bereitschaft zur Versöhnung mit Gott, mit den Mitmenschen und mit sich selbst erwachsen.

Tipps im Umgang mit Betroffenen:

❖ Da hier meistens Schuldgefühle eine Rolle spielen, sollten Andeutungen, die der Betroffene preisgibt, nicht abqualifiziert oder einfach beiseitegeschoben werden.

❖ Wichtig ist, dass der Betroffene mit unserer unbedingten Verschwiegenheit rechnen kann!

❖ Mit viel Einfühlungsvermögen kann man (wenn möglich) helfen, die Schuldgefühle zur Sprache zu bringen und echte Schuld in der Beichte in Gottes Erbarmen zu stellen. So ist es möglich, Vergebung zu finden und falsche Schuldgefühle abzubauen.

- ❖ Es kann sehr hilfreich sein, das Gespräch mit einem Seelsorger anzubieten und zu ermöglichen.
- ❖ Die Hoffnung auf Lebensverlängerung sollte man einfach stehenlassen – aber dennoch niemals falsche und unrealistische Erwartungen unterstützen!
- ❖ Irrationale, völlig unbegründete Ängste können durch Gespräche gemildert werden: Wenn man über den „Drachen" reden kann, dann wird er plötzlich kleiner.

Depression

Wenn die Realität (vielleicht durch den entsprechenden Krankheitsverlauf) nicht mehr zu leugnen ist, bricht sich meist eine tiefe Traurigkeit Bahn. Diese Traurigkeit ist eine Reaktion auf den endgültigen Abschied von Hoffnungen, Träumen und Zielen, die man noch hatte. Es ist der Schmerz um das verlorengehende Dasein, dem sich der Betroffene nun stellen muss. Viele Menschen haben Angst vor diesen Zeiten des Weinens und Trauerns. Aber genau hier setzt eine geradezu therapeutische Wirkung ein. Die Traurigkeit ist ein seelischer Prozess, in dem der Kranke sich nun endgültig auf die Loslösung von dieser Welt vorbereitet. Er weicht dem Schmerz nicht mehr aus, sondern stellt sich ihm mit der ganzen Wucht der Angst und Traurigkeit. Die meisten Menschen werden jetzt bereit, sich auf den Sterbeprozess einzulassen.

Tipps im Umgang mit Betroffenen:

- ❖ Die Traurigkeit ist ein Teil der Verarbeitung des Sterbens. Dies kann man positiv unterstützen, indem man sie mit aushält, das Weinen zulässt und den zeitweiligen Rückzug akzeptiert.

❖ Dem Sterbenden steht nun der Verlust all dessen bevor, was ihm wichtig ist. Es ist wichtig, ihm für seine Trauer Raum zu geben.

❖ Nicht hilfreich sind Beschwichtigungen oder ein Verharmlosen der ernsten Situation. All dies wäre ein Rückschritt für den Betroffenen, der sich ja gerade auf den Weg gemacht hat, sein Leid und seinen Tod anzunehmen.

❖ Das Selbstwertgefühl stärken. Auch am Lebensende können immer wieder einmal vitale Interessen aufflammen, die zu unterstützen wichtig sind.

❖ Wichtig: nicht mehr viel reden, sondern zuhören und schweigen können.

❖ Keine Nähe aufdrängen, sondern dem Betroffenen selbstverständlich seinen Rückzugsraum ermöglichen.

Zustimmung

Verzweiflung, Hoffnungslosigkeit und Zorn sind nun meist verschwunden. Oft hat man den Eindruck, der Sterbende sieht nun in stiller Erwartung seinem Ende entgegen. Er hat sich „auf seinen Weg gemacht" und akzeptiert das Ende seines Lebens. Meist ist er jetzt müde und schwach. Er sehnt sich nach Ruhe und möchte gerne auch von außen her in Ruhe gelassen werden und dahindämmern. Das Interesse an der Umwelt erlischt. Oft haben Angehörige und Begleiter den Eindruck, dass sich ein Frieden ausbreitet. Es ist schön, wenn man das so erleben darf. Das Sterben aber bleibt der Weg des einzelnen Menschen. Wir können es nicht bis ins Letzte hinein ergründen. Trotz aller Zuwendung und Liebe scheinen nicht alle Sterbenden zu dieser inneren Ruhe zu finden. Warum dies so ist, entzieht sich unserem Wissen.

Ein friedliches Sterben ist und bleibt ein Geschenk – für alle, die den letzten Weg gehen oder ihn begleiten.

Tipps im Umgang mit Betroffenen:

❖ Manche Angehörigen treffen erst jetzt zu einer Begegnung mit dem Sterbenden ein. Sie haben den vorausgegangen Prozess des Sterbens nicht miterlebt, und es fällt ihnen schwer, sich auf die aktuelle Situation einzustellen. Nötige Gespräche führt man am besten außerhalb des Sterbezimmers.

❖ Sehr wichtig ist es, eine ruhige und friedliche Atmosphäre im Sterbezimmer zu schaffen und darauf zu achten, dass niemand durch lautes Reden oder unnötige Gespräche die äußere Ruhe stört.

❖ Für den Sterbenden, der Worte oft nicht mehr richtig verstehen kann, erhalten Gesten und Mimik der Umstehenden eine große Bedeutung, weil er diese jetzt genau registriert. Das heißt es ist gut, wenn man sich hier selbst kontrolliert!

❖ Viele Sterbenden mögen es, wenn man ihnen die Hand hält oder durch Berührung Verbundenheit und Nähe ausdrückt. Es gibt aber auch Menschen, die es lieber haben, wenn man sie (zeitweise) „loslässt". Nicht jeder mag ständig berührt werden.

Vom Segen und verborgenen Glück des gemeinsamen Weges

Angehörige und Sterbende sind auf dem Weg des letzten Abschieds gleichermaßen Betroffene. Beide müssen eine Lebenskrise bewältigen. Daher ist es gut, wenn sie sich bewusst auf diesen Prozess einlassen. Wichtig wird hier Offenheit für die Veränderung, die nun mit ihnen selbst und ihrem

Leben passiert. Für beide kann dieser Weg eine Chance sein: Für den Schwerkranken oder Sterbenden, um das gelebte Leben in Frieden abzuschließen und seine Gedanken auf das Leben nach dem Tod auszurichten. Für die Zurückbleibenden, um das Leben neu begreifen zu lernen.

In diesem Sinn kann die Meditation der Leidensgeschichte Jesu als der gemeinsame Weg verstanden werden, auf dem beide gehen. Die Leidensgeschichte Jesu zu meditieren, hilft vielen Menschen dabei, ihre eigene schwere Lebenssituation zu bewältigen. Sie machen sich mit Jesus auf den Weg. Seine Leidensstationen können in dieser Weise für eigenes Leid und eigene Nöte, die sich in der Zeit des Abschiednehmens ergeben, durchlässig werden.
Sie möchten dazu ermutigen, diese letzte Zeit als eine kostbare gemeinsame Lebenszeit zu begreifen, und können dazu verhelfen, den Tod als einen Teil des eigenen Lebens anzunehmen und sich auf den Weg des Sterbens einzulassen. Jesus selbst ist diesen Weg des Abschiednehmens gegangen. Als er sich auf den Weg nach Jerusalem machte, wusste er um seinen nahen Tod. Eine Woche Lebenszeit war ihm noch gegeben, dann folgten sein Tod und seine Auferstehung. Beim genauen Lesen der biblischen Berichte können wir entdecken, wie Jesus selbst Abschied genommen hat vom Leben und von seinen Freunden; wie er mit dem Tod rang und sich in sein Schicksal ergab; wie Menschen ihn begleitet und gestärkt haben, wie aber auch Beziehungen bis zum Zerreißen gespannt wurden. Wir erkennen an seinem Lebensweg, wie der Tod sich in all seinen Schrecken zeigte und jenseits des Todes ein neues Leben begann. Vielleicht spiegeln manche Abschnitte unsere eigenen Verhaltensweisen und Sehnsüchte wider. Manche der biblischen Texte geben uns auch Anregungen, wie wir diesen noch unbekannten Weg wagen können.

In diesem Sinne mögen die Texte und Gebete allen, die Abschied nehmen müssen, zum Segen werden.

Die Passionsgeschichte Jesu findet sich in der Bibel:
Matthäus-Evangelium, Kap. 26-27
Markus-Evangelium, Kap. 14-15
Lukas-Evangelium, Kap. 22-23
Johannes-Evangelium, Kap. 12-19

Kapitel 1:

Dem Abschied zustimmen

Die Salbung in Betanien

Mein Gott,
du kennst all die Wege, die hinter mir liegen,
du kennst auch den Weg,
auf dem ich mich jetzt mühe,

Lass mich zur Ruhe kommen, mein Gott.
Lass mich innehalten und zurückschauen
auf den Lebensweg, den ich gegangen bin.
Du bist mir nahe gewesen –
auch wenn ich dich nicht immer sah.

Lass mich zur Ruhe kommen, mein Gott.
Lass mich innehalten und sehen,
wer ich bin –
ohne meine Lebensleistungen,
ohne mein Konto,
ohne all das,
was ich vor Menschen aufweisen kann.

Lass mich zur Ruhe kommen, mein Gott.
Lass mich innehalten und dich hören
in der Stille meines Herzens –
gib mir Kraft, bevor ich weitergehe,
und segne mich.

Gott meiner Wege
dir vertraue ich mich an.
Mit dir breche ich auf in mein Morgen.

Aus dem Johannesevangelium
Kapitel 12, Verse 1-3

Sechs Tage vor dem Paschafest kam Jesus nach Betanien, wo Lazarus war, den er von den Toten auferweckt hatte. Dort bereiteten sie ihm ein Mahl; Marta bediente, und Lazarus war unter denen, die mit Jesus bei Tisch waren. Da nahm Maria ein Pfund echtes, kostbares Nardenöl, salbte Jesus die Füße und trocknete sie mit ihrem Haar. Das Haus wurde vom Duft des Öls erfüllt.

Gedanken zum Bibeltext

Nun ist Jesus am Ende seines irdischen Lebens angelangt. Er ist ein Mann in der Blüte seiner Jahre. Ein Mann, der sein Leben eigentlich noch vor sich hat und von dem andere Großes erwarten. Jesus aber weiß, wie es um seine Zukunft bestellt ist. Die Lebenszeit, die ihm noch bleibt, ist kurz, seine letzten Tage sind bereits angebrochen, bald wird er sterben müssen. Wir sehen, dass er noch einmal Orte aufsucht, die in seinem Leben große Bedeutung hatten.
Er geht an den Jordan (Joh 10,40), dorthin, wo Johannes ihn getauft hatte und sein öffentliches Auftreten vor etwa drei Jahren begonnen hatte. Danach zieht er weiter ins jüdische Bergland nach Betanien. Dort wohnen Lazarus, Maria und Marta – treue Freunde und Weggefährten. Vielleicht wollte er sie noch einmal sehen, noch einmal im Kreis seiner Lieben Kraft schöpfen oder alte Erinnerungen wachrufen. Auch Jesus braucht die Nähe anderer Menschen, ihre Freundschaft. Wie gut können wir das nachvollziehen! Jesus ist nicht alleine und isoliert in seinem Leiden, er wird uns hier in seiner Menschlichkeit geschildert, wie er seinen Weg in den Tod und durch den Tod hindurch geht. Er tut dies auch einladend für uns. Er möchte uns mitnehmen, mit ihm

das Leiden zu teilen, mit ihm auf dem Weg zu sein. In dieser Geschichte deutet sich auch an, wie schwer es ist, das Thema Sterben überhaupt anzusprechen. Noch schwerer ist es, sich einzugestehen: Das Sterben kommt jetzt. Wir müssen Abschied nehmen. Was genau in diesen Stunden tiefster Traurigkeit damals gesprochen wurde, wissen wir nicht. Eines aber ist bedeutsam – es ist die besondere Tat der Maria. Sie salbt Jesus. Diese Salbung ist mehr als nur eine Geste inniger Liebe. Sie drückt aus: Ich weiß, dass du sterben musst! Ich lasse diese Wahrheit an mich und an dich heran. Ich mache mir nichts vor. Aber ich weiß, dass du auch auf deinem Weg in den Tod in Gottes Nähe geborgen bleibst! Schon bei den Propheten und Königen Israels war der Gedanke der Nähe Gottes mit der Salbung verbunden. Der Gesalbte war ein Gotteskind. Das gilt auch für Jesus. In seiner menschlichen Natur war dieser Zuspruch für ihn Stärkung auf seinem letzten Weg. Ich bin nicht der Verlierer im Leid, sondern ein Mensch, der zur Gottesgemeinschaft berufen ist – gerade im Leid. Über dem Haus in Betanien lagen nicht nur Kummer und Schmerz. Nein, jetzt lag der Duft dieses herrlichen Öls in der Luft – ein Zeichen der Gegenwart Gottes.

„Gott ist mit uns am Abend und am Morgen und ganz gewiss an jedem neuen Tag!"[3]

Gedanken zum Miteinander-Nachdenken
Die Erinnerung noch einmal lebendig werden lassen

Am Ende eines Lebens schauen Menschen zurück. Viele bedeutsame Ereignisse gab es, die das Leben tief geprägt haben. Da sind die Erinnerungen an die Kindheit und Ju-

---

[3] Dietrich Bonhoeffer, Von guten Mächten treu und still umgeben, in: EG 65,7.

gend, die Leistungen und Träume, mit denen man als junger Mensch hinaus ins Leben ging, die großen Würfe und die herben Fehlschläge. Das Leben hielt meist beides bereit. Im Rückblick tauchen Erinnerungen auf. Manches möchte man noch einmal erzählen und den Zurückbleibenden wie ein letztes Vermächtnis ans Herz legen. Ratschläge, Lebenseinsichten oder Ereignisse der erlebten Familiengeschichte möchte manch einer weitergeben, damit sie auch später noch lebendig bleiben. Wie gut, wenn wir uns dafür Zeit nehmen! Vielen Menschen wird jetzt bewusst, wie wichtig es ist, einfach beieinander zu sitzen und einander zuzuhören. Manch einer unternimmt jetzt noch einmal eine Reise zu liebgewordenen Menschen oder zu Orten besonderer Erinnerung, um dort ganz bewusst und intensiv Abschied zu nehmen und die Schönheit und Fülle vergangener glücklicher Stunden zu genießen. Vielleicht wird diese Reise in Gedanken geschehen müssen, weil die Kräfte für den Weg nicht mehr ausreichen.

Der Anfang, um miteinander ins Gespräch zu kommen oder auch für sich selbst einen Rückblick zu halten, kann das Blättern in Fotoalben und das Reden über gemeinsame Erlebnisse sein. Der Rückblick auf das eigene Leben ist nötig, um in Ruhe Abschied von den eigenen Tagen, Jahren, Begegnungen, Freuden und Enttäuschungen zu nehmen. Gewiss wird dies nicht ganz leicht sein. Neben dem Schönen kommt auch das Schwere wieder ins Bewusstsein. Aber auch dieses noch einmal zu sehen, um es dann für immer ruhen zu lassen, erleichtert vielen Menschen den Abschied vom eigenen Leben. Für die, die zurückbleiben, sind diese Stunden gemeinsamer Erinnerung oft nicht ganz einfach. Aber in einem solchen Rückblick liegt bei allem Schmerz meistens noch viel mehr Tröstliches. Es ist das Aufleben der gemeinsamen Lebenszeit, deren Glanz durch den Tod nicht verschwindet. Es ist die Möglichkeit, vielleicht noch manches auszusprechen, was an Schuld und Versäumnissen auf dem Weg lag. Es ist die Chance, versöhnt auseinanderzugehen.

Ehrlichkeit tut weh – aber sie ist heilsam

Jetzt war es heraus! Alle im Haus hatten es verstanden, dass nun die letzte Lebenszeit für Jesus gekommen war. Er hatte die Salbung an sich geschehen lassen – auch er wusste, dass er bald sterben würde. „Es gibt immer noch Hoffnung!" Natürlich haben wir Menschen die Sehnsucht danach, dass ein Krankheitsverlauf plötzlich stoppt oder günstiger verläuft als diagnostiziert wurde. Aber es gibt auch eine Art von Hoffnung, die trügerisch ist. Sie wiegt uns in Illusionen und hindert uns, einander mit unseren Ängsten und Sorgen nahe zu sein. Sie hindert uns auch, uns selbst auf den Tod vorzubereiten. Wie befreiend ist es da, voreinander ehrlich zu werden! Mancher Angehörige hat vielleicht Angst, seinen Lieben schon vorzeitig abzuschreiben, wenn er das Thema Sterben offen anspricht. Bei manch einem mag auch die Sorge mitschwingen, der Kranke selbst könne diese Offenheit missverstehen – zumal dann, wenn er noch nicht augenscheinlich hinfällig ist. Die Erfahrungen aus der Sterbebegleitung aber zeigen, dass entgegen diesen Befürchtungen die meisten Menschen im Nachhinein das offene Gespräch nicht missen möchten. Die Offenheit ermöglichte wirkliche Gemeinschaft! „Nun konnten wir den schweren Weg zusammen gehen, uns unsere Sorgen anvertrauen, gemeinsam zurückschauen, miteinander trauern und uns gegenseitig trösten."
Die Krankensalbung ist eine tröstliche und ermutigende Handlung in der Begleitung Sterbender.

Wer bin ich – am Ende meiner Tage?

Diese Begegnung in Betanien war für Jesus wichtig. Die menschliche Nähe und das Gespräch mit geliebten Menschen ließen auch ihn wissen: Ich bin nicht allein, ich bin wichtig und wertvoll in den Augen anderer Menschen. Sterbende und Schwerkranke brauchen diesen Zuspruch. Und zugleich bricht sich im Angesicht des Todes bei fast allen Menschen noch ein weiteres Bedürfnis Bahn: Sie möchten eine Antwort auf die Fragen: Was bleibt am Ende meines Lebens, wenn ich alles Irdische zurückgelassen habe? Wer bin ich, wenn ich auch die letzte Hand losgelassen habe? Manch einen bedrückt es sehr, die eigene Schwachheit erleben zu müssen und zu begreifen, dass Abschiednehmen heißt, sich von allem zu lösen, was hier im Leben Bedeutung hatte. Was bleibt mir? „Da nahm Maria ein Pfund echtes, kostbares Nardenöl, salbte Jesus die Füße" (Joh 12,3). Maria weist mit ihrer Zeichenhandlung auf die tiefere Wahrheit menschlichen Lebens hin. Die Salbung ist ein Zeichen des unabänderlichen Todes, der jeden Menschen ereilen wird. Zugleich ist die Salbung ein Zeichen dafür, dass Gott sich dem Menschen in Liebe zuwendet. Dann, wenn unsere Lebensleistungen keine Rolle mehr spielen, wenn das Leben zerrinnt, liegt der Trost darin, dass über unserem Leben eine andere und viel tiefere Wahrheit liegt: „Fürchte dich nicht, denn ich habe dich ausgelöst, ich habe dich beim Namen gerufen, du gehörst mir" (Jes 43,1). Das Sterben stellt uns vor die existenzielle Frage: Wer bin ich – dann, wenn mein Leben vorüber ist? Im Glauben haben viele Menschen die Antwort gefunden: „Dein bin ich, mein Gott, im Leben und im Tod". Und dennoch ist diese Wahrheit nur schwer mit Worten zu fassen, denn Worte sind nur begrenzt hilfreich. Aber durch das Zeichen der Salbung wird dem Menschen konkret fühlbar, was Gott ihm anbieten möchte. Die Nähe zu ihm. Es ist das Angebot des liebenden Gottes, das hier als Trost aufleuchtet: „Vertraue mir, lass dich von mir rufen – dann wirst du dich auch im Tod nicht verlieren, sondern in meiner Liebe neu gefunden werden."

Wer bin ich?

Bin ich das wirklich, was andere von mir sagen?
Oder bin ich nur das, was ich selbst von mir weiß?
Unruhig, sehnsüchtig, krank, wie ein Vogel im Käfig,
ringend nach Lebensatem, als würgte mir einer die Kehle,
hungernd nach Farben, nach Blumen, nach Vogelstimmen,
dürstend nach guten Worten, nach menschlicher Nähe,
zitternd vor Zorn über Willkür und kleinlichste Kränkung,
umgetrieben vom Warten auf große Dinge,
ohnmächtig bangend um Freunde in endloser Ferne,
müde und zu leer zum Beten, zum Denken, zum Schaffen,
matt und bereit, von allem Abschied zu nehmen?
Wer bin ich? …
Wer bin ich? Einsames Fragen treibt mit mir Spott.
Wer ich auch bin, Du kennst mich, Dein bin ich, o Gott!

Dietrich Bonhoeffer [4]

Miteinander den Abschied leben

Krankensalbung

Die Krankensalbung wird in der evangelischen und in der katholischen Kirche als eine Stärkung für den Kranken und

---

[4] Verantwortung und Hingabe. Texte und Gebete von Dietrich Bonhoeffer, Wuppertal 1993, S. 40.

Sterbenden verstanden. Im Vollzug und auch in der Frage nach der sakramentalen Wirksamkeit unterscheiden sich beide Konfessionen. Verbindend ist ihnen aber der Ursprung dieser in der Heiligen Schrift bezeugten Zuwendung zu kranken Menschen und deren Familien. Die Salbung der Kranken wird uns dort ausdrücklich geschildert. Im Markusevangelium heißt es: „Die Zwölf machten sich auf den Weg und riefen die Menschen zur Umkehr auf. Sie trieben viele Dämonen aus und salbten viele Kranke mit Öl und heilten sie" (Mk 6,12f). Und im Jakobusbrief lesen wir: „Ist einer von euch krank? Dann rufe er die Ältesten der Gemeinde zu sich; sie sollen Gebete über ihn sprechen und ihn im Namen des Herrn mit Öl salben. Das gläubige Gebet wird den Kranken retten und der Herr wird ihn aufrichten" (Jak 5,14.15a).

Die katholische Kirche sieht daher die heilige Krankensalbung als eines der sieben Sakramente: heilswirksame Zeichen der Gnade, die bewirken, was sie bezeichnen. Auch evangelische Christen praktizieren mancherorts die Salbung der Kranken, betrachten sie jedoch nicht als Sakrament.

Was spricht heutzutage für die Krankensalbung?

Papst Benedikt XVI. hat in seiner Enzyklika „Deus caritas est" (Gott ist die Liebe) geschrieben: „Der Christ weiß, wann es Zeit ist, von Gott zu reden, und wann es recht ist, von ihm zu schweigen und nur einfach die Liebe reden zu lassen. Er weiß, dass Gott Liebe ist und gerade dann gegenwärtig wird, wenn nichts als Liebe getan wird."

Die Zuwendung zum kranken und sterbenden Menschen geschieht in dieser Fülle des Betens, Segnens und Schweigens. Das Ritual bzw. Sakrament ist wie ein Schutzraum, in dem Christus mein Leiden, mein Schreien nach Hoffnung mit seiner Gegenwart berührt und ihm so den Ausweg aus der Verzweiflung und Angst weist. Durch die Zuwendung Christi wird dem Leidenden spürbar deutlich: Krankheit und Leid sind auch in ihren entstellenden Formen Teil des menschlichen Lebens. Wenn Gott sich mir zuwendet, dann kann auch ich es lernen, ein Ja zu meiner Situation zu finden. Damit ist die Hoffnung auf ein körperliches Heilwerden oder eine Lebensverlängerung nicht ausgelöscht. Sie wird bewusst aufgenommen – aber in großer innerer Gelassenheit. Denn neben dem Gebet um Genesung, das vor allem dann wichtig ist, wenn es noch eine realistische Chance auf Besserung gibt, steht der Gedanke im Mittelpunkt, dass man den weiteren Lebensweg ganz bewusst Gott anvertraut und dazu seinen Segen erbittet.

Während die Salbung im evangelischen Bereich nur eine Zeichenhandlung ist, verstehen katholische Christen sie als ein Sakrament, in dem die Gegenwart Jesu Christi Wirklichkeit wird: „Durch die Krankensalbung empfiehlt die Kirche gefährlich erkrankte Gläubige dem leidenden und verherrlichten Herrn an, damit er sie aufrichte und rette" (c. 998 CIC). Dieses Sakrament kann auch wiederholt gespendet werden, „wenn der Kranke nach seiner Genesung neuerdings schwer erkrankt oder wenn bei Fortdauer derselben Krankheit die Gefahr bedrohlicher geworden ist" (c. 1004 CIC). Im Zusammenhang mit der Vorbereitung auf den nahenden Tod gehört die Krankensalbung zu den Sterbesakramenten („Versehgang": Beichte [Vergebung der Schuld], Ablass [das heißt Nachlass aller Sündenstrafen] in der Sterbestunde, ggf. Firmung [Stärkung mit dem Hl. Geist], Krankensalbung [heilende Berührung durch Jesus Christus], Kommunion als Wegzehrung [viaticum]). (Ablauf einer Krankensalbung siehe Seite 179; Ablauf des Versehgangs siehe Seite 188).

Gebet eines Schwerkranken

Lieber himmlischer Vater,
meine Krankheit macht mir schwer zu schaffen.
Sie belastet mich an Leib und Seele.
Manchmal sehe ich gar keine Hoffnung mehr.
Lass mich spüren,
dass du trotz aller Angst und allen Schmerzen bei mir bist
und mich nicht aus deinen Händen gleiten lässt.
Herr, gib mir einen tiefen inneren Frieden
Und ein festes, getrostes Herz
In all meinem Kummer.
Lass dein Angesicht leuchten über mir,
um deiner unendlichen Liebe willen.
Zeige mir den Weg, den ich nun gehen soll.
Geführt an deiner Hand vertraue ich auf das Morgen.
Du, Herr, wirst bei mir sein,
heute und an jedem Tag.
Gelobt sei deine Treue!
Amen.

Kapitel 2:

Aufbruch

Auf – bruch

Auf – bruch
Ein Bruch mit dem, was war.
Ein Bruch tut weh.
Mein Gott,
lass mich nicht zer - brechen daran,
dass ich zurückbleiben muss.
Schenke mir ein
befreienden „Ja" –
zu deinem Weg mit uns

Auf –
hinauf in Gottes Herrlichkeit,
auf in ein neues Leben.
Das ist unsere Hoffnung.

Bruch –
und dennoch:
Es tut weh –
wie ein Schiffbrüchiger bleibe ich zurück,
lass mich festen Boden finden, Herr!
Dein Segen umhülle uns, Gott,
bewahre uns
und mache uns bereit –
jeden von uns
zu seinem Aufbruch.

Aus dem Johannesevangelium
Kapitel 12, Verse 23-24

Jesus aber antwortete ihnen: Die Stunde ist gekommen, dass der Menschensohn verherrlicht wird. Amen, amen, ich sage euch: Wenn das Weizenkorn nicht in die Erde fällt und stirbt, bleibt es allein; wenn es aber stirbt, bringt es reiche Frucht.

Gedanken zum Bibeltext

Seine Stunde ist gekommen. Vor ihm steht der Tod. Jesus wird ihm als der grausamen Macht, die alles Leben zerstört, begegnen. In seiner ganzen Härte wird der Tod ihn treffen. Nichts von allen Schrecken und Dunkelheiten wird ihm erspart bleiben. Ihm steht bevor, was alle, die ihm im Glauben nachfolgen, in dieser letzten Konsequenz nicht mehr erleben müssen: der Kampf mit der Macht der Finsternis. Jesus sagt davon: „Jetzt wird Gericht gehalten über diese Welt; jetzt wird der Herrscher dieser Welt hinausgeworfen werden. Und ich, wenn ich über die Erde erhöht bin, werde alle zu mir ziehen" (Joh 12,31f).

Jesus hat in seinem Tod und in seiner Auferstehung diesen letzten und größten Feind menschlichen Lebens besiegt. Seitdem ist der Tod nicht mehr das Letzte und Endgültige, das uns auf unserem Lebensweg erwarten muss. Seitdem ist der Tod der Durchgang zu neuem Leben für alle, die Christus nachfolgen und sich ihm anvertrauen. Die Stunde ist gekommen. Jesus bricht auf – innerlich und äußerlich. Er hebt seinen Blick auf das Ziel, das er vor Augen hat. Dieses Ziel ist nicht das Leid, der Schmerz, die Traurigkeit. Das Ziel ist die Herrlichkeit Gottes. So wie ein Korn, das in die Erde fällt, erst äußerlich vergehen muss, um dann wieder in neuer

Gestalt aus der Erde hervorzusprießen – so ist auch unser Weg durch den Tod.

Dieses Korn bleibt nicht so, wie es war. Dieses Korn muss in all seiner Schönheit und Gestalt vergehen. Von ihm wird nichts übrigbleiben als eine kleine Schale, die verwest. Aber indem diese Veränderung an ihm geschieht, kann das neue Leben erst aufbrechen, ungeahntes Neues und Schönes entstehen. Mit diesem Bild vergleicht Jesus das Sterben eines Menschen. Jesus sagt: „Jetzt ist meine Seele erschüttert. Was soll ich sagen: Vater, rette mich aus dieser Stunde? Aber deshalb bin ich in diese Stunde gekommen. Vater, verherrliche deinen Namen!" (Joh 12,27f). Manch Sterbender formuliert es so: „Ich hatte Angst – ich habe sie noch. Aber als ich wusste, dass mir einer diesen Weg vorangegangen ist und ich mit ihm gehen kann, da war es nicht mehr so schlimm, da wehrte mich nicht mehr gegen den Tod, sondern sagte: „Ja, so ist es – ich weiß, dass ich sterbe, aber ich weiß auch, dass mir ein Weg durch den Tod hindurch gebahnt ist. Ich habe eine Zukunft, wenn ich mich darauf einlasse. Jetzt wird es irgendwie leichter." Der innere Aufbruch war geschehen. Nun beschäftigt man sich mit dem Ziel.

Gedanken zum Miteinander-Nachdenken
Der Aufbruch

Wenn ich von meinem Rastplatz aufbreche, dann stehe ich jedes Mal ganz bewusst auf. Ich hetze nicht davon, ich nehme mir Zeit. Ich schaue zurück. Welch eine Wegstrecke liegt hinter mir! Was habe ich alles überstanden und bisher geschafft! Ich halte noch einmal inne und sammle neue Kraft. Ich hetze nicht davon, sondern bereite mich auf die nächste Strecke meines Weges vor. Und dann gehe ich weiter – in dankbarer Zuversicht, dass der, der mich bis hierher behütet hat, auch weiterhin für mich sorgt. Alle, die vom Abschied betroffen sind, müssen solch einen Aufbruch wagen. Jeder geht nun weiter. Der Sterbende macht sich auf den Weg, der aus diesem Leben in das Leben der jenseitigen Welt führt. Die Menschen, die ihm nahestehen, werden ebenso zum Aufbruch gezwungen. Ihnen wird das gewohnte Miteinander genommen. Jeder hat einen Aufbruch vor sich. Der Wanderer wird seine Wanderkarte nehmen. Sie gibt ihm Orientierung und Sicherheit auf der nächsten Wegetappe. Wohin geht mein Weg? Das ist die Frage, die nun im Raum steht. Wer die Wegstrecke, die vor ihm liegt, kennt, kann getroster aufbrechen. Mag sie auch noch so beschwerlich sein, er hat das Ziel vor Augen. Das nimmt zwar nicht die Mühen des Weges, aber es macht sie leichter.

Die christliche Auferstehungshoffnung

Der Glaube an die Auferstehung ist das zentrale Bekenntnis christlichen Glaubens. „Ich glaube an ... die Auferstehung der Toten und das ewige Leben", so heißt es im Glaubensbekenntnis. Die Frage, was nach diesem Leben sei, ist wohl die älteste Fragestellung der Menschen überhaupt. Falle ich dann in ein Nichts? Im Judentum gab es noch keine ausgeprägte Lehre über das, was nach dem Tod kommt. Aber eines durchzieht die alttestamentlichen Schriften: das Grauen und die Angst vor der völligen Gottesferne. Nicht das Sterben an sich war das Gefürchtete, sondern die Vorstellung, an einen Ort jenseits aller Gottesbeziehung zu geraten und ein vergessenes Nichts ohne alle Identität zu sein. „Gott richtet jetzt seine Herrschaft auf", sagt Jesus. Das bedeutet: Dem Tod wird seine letztgültige Macht genommen. Natürlich muss jeder Mensch auch weiterhin sterben, aber er muss nicht den endgültigen Tod, die endgültige Gottesferne erleiden. Christus kam dazu in die Welt, um mit seinem Leiden und Tod die Macht des Todes durch seine Auferstehung zu überwinden. Das bedeutet, diese Zukunftsperspektive ist gebunden an das Vertrauen auf Gott und die lebendige Beziehung zu ihm durch den Glauben. Es liegt in der Freiheit des Menschen, sein „Ja" oder auch „Nein" zu diesem Angebot Gottes zu sagen. Zugleich darf jeder Mensch wissen, mit welch einer Liebe Gott auf ihn wartet. Papst Benedikt XVI. twitterte dies sehr eindrücklich am 30.1.2013: „Jeder Mensch ist von Gott, dem Vater, geliebt. Niemand fühle sich vergessen: Sein Name ist eingeschrieben in das liebende Herz des Herrn." Es ist nicht schwer, der Sehnsucht nach Gott in sich Raum zu geben. Es ist ein liebender Gott, der auf den Menschen wartet. Dies ist bis heute die Kernbotschaft christlichen Glaubens. Sie gilt besonders an der Schwelle des Todes.

Wohin gehe ich jetzt? Der Mensch in seinem irdischen Leben stellt die Weichen dafür, ob er in die Gottesferne oder in die beseligende Anschauung Gottes in der Gemeinschaft der Heiligen kommt: in den ewigen Tod oder in das ewige Leben.

Es ist ein großer Trost, wenn jemand in großer Not und auch im Angesicht des Todes mit dem Apostel Paulus in der Lage ist, zu bekennen, dass uns nichts von der Liebe Gottes trennen kann (vgl. Röm 8,35-39). Der Glaubende weiß sich verbunden mit Jesus Christus. Durch ihn hat er die innige Gemeinschaft mit Gott, die ihn sagen lässt „Vater unser im Himmel". Ihm bleibt diese Gottesgemeinschaft auch im Tod und durch den Tod hindurch. Auch dann, wenn jeder Mensch im Augenblick des Todes und am Tag des Weltendes, von dem in der Offenbarung des Johannes die Rede ist, vor Gott für sein Leben Rechenschaft geben muss, wird er nicht in seiner Unzulänglichkeit vergehen müssen. Er wird dann Christus, den Erlöser, an seiner Seite haben und mit den Worten Christian F. Gellerts sagen können:

„Jesus lebt, mit ihm auch ich! Tod, wo sind nun deine Schrecken! Er, er lebt und wird auch mich von den Toten auferwecken." (EG 115/vgl. GL 336)

Und so können wir auch angesichts des Todes mit in das Lied Dietrich Bonhoeffers einstimmen:

> Von guten Mächten treu und still umgeben,
> behütet und getröstet wunderbar.
> So will ich diese Tage mit euch leben
> und mit euch gehen in ein neues Jahr.

Noch will das alte unsre Herzen quälen,
noch drückt uns böser Tage schwere Last.
Ach Herr, gib unsern aufgeschreckten Seelen
das Heil, für das du uns geschaffen hast.

> Und reichst du uns den schweren Kelch, den bittern,
> des Leids gefüllt bis an den höchsten Rand,
> so nehmen wir ihn dankbar ohne Zittern
> aus deiner guten und geliebten Hand.

Doch willst du uns noch einmal Freude schenken
an dieser Welt und ihrer Sonne Glanz.
Dann wolln wir des Vergangenen gedenken,
und dann gehört dir unser Leben ganz.

> Lass warm und still die Kerzen heute flammen,
> die du in unsre Dunkelheit gebracht.
> Führ, wenn es sein kann, wieder uns zusammen.
> Wir wissen es: Dein Licht scheint in der Nacht.

Wenn sich die Stille nun tief um uns breitet,
so lass uns hören jenen vollen Klang

der Welt, die unsichtbar sich um uns weitet,
all deiner Kinder hohen Lobgesang.

Von guten Mächten wunderbar geborgen,
erwarten wir getrost, was kommen mag.
Gott ist bei uns am Abend und am Morgen
und ganz gewiss an jedem neuen Tag.[5]

Aufbruch – aus dem Brief eines Freundes

Rebellion – das war meine Haltung, als wir wussten, dass
Susan bald sterben würde. Es konnte doch nicht sein, dass
wir den Kampf gegen die Krankheit verlieren würden! Sollten all die Jahre unseres Bangens und Hoffens vergeblich
gewesen sein? Konnte nach all dem, was wir durchgemacht
hatten, nur noch der Tod als Ergebnis im Raum stehen?
Jahrelang hatten wir gehofft, die Krankheit könne zum Still-
stand kommen. Susan ist eine Kämpfernatur, sie ließ sich
nicht unterkriegen. Sie wollte leben – sie wollte wieder gesund werden. Dass es auch anders kommen könnte – daran
haben wir nicht gedacht. Vielleicht wollten wir nicht daran
denken – und schon gar nicht darüber sprechen. Für uns gab
es nur eines: Leben – überleben.
Jetzt bin ich hier auf der Terrasse unseres Hauses. Wie oft
saß Susan hier. Immer, wenn die Schmerzen nachgelassen
hatten, kam sie mit ihrem Rollator heraus, setzte sich hierher, lachend, glücklich. Wir schaffen es – das war es, was sie
mir mit einem Augenzwinkern ohne Worte sagte. Moment-
aufnahmen unseres Glücks. Ich dachte damals, das müsse
nun so weitergehen. Ich glaubte das auch noch wenige Wochen vor Susans Tod. Schwach war sie geworden und sehr

---

[5]   Dietrich Bonhoeffer, Von guten Mächten treu und still umgeben
      (1944), in: EG 65; GL 430.

abgemagert. Wie schon so oft sprachen wir davon, welche Therapie wir nun noch versuchen könnten. Ich redete und redete, bis Susan mich auf einmal ganz liebevoll ansah, ihre Hand auf meinen Arm legte: „Lass mich gehen, bitte!" Da war es raus. Ich hatte das ja geahnt – aber ich wollte diese Wahrheit nicht an mich heranlassen, ich wollte sie nicht ertragen und hatte auch Angst davor, ob Susan sie ertragen könnte. Nun wussten wir beide, woran wir waren. Panik, Wut, Angst, unendliche Traurigkeit – ich kann meine Gefühle von damals gar nicht beschreiben. Aber jetzt, nach so vielen Monaten weiß ich, wie unersetzlich wichtig uns diese Ehrlichkeit geworden ist. Wir machten uns von da an nichts mehr vor. Wir wussten, wohin unser Weg ging. Wir wussten auch, dass er bald zu Ende sein würde. Wir sind aufgewacht aus unserer Selbsttäuschung. Die Ärzte hatten es ja immer wieder vorsichtig anklingen lassen. Susans Leben liege nun nicht mehr in ihrer Hand, so hatten sie oft genug formuliert. Aber wir hatten das nicht verstehen wollen, vielleicht waren wir auch noch nicht so weit. Heute bin ich nur froh und dankbar für unsere letzten gemeinsamen Wochen. Sie waren wunderschön. Es verging zwar kein Tag, an dem wir nicht geweint haben. Aber wir waren uns ganz nah in unseren Gedanken und Gefühlen, in unseren Ängsten und all den vielen Fragen, die das Sterben so mit sich bringt. Wie viele Sonnenstrahlen des Glücks habe ich noch einfangen können?! Der Förster gab mir die Erlaubnis, mit dem Auto in den Wald zu fahren. Oft waren wir dort und haben auf unserer Lieblingsbank gesessen, gelacht, unser Picknick ausgepackt, uns einfach nur gefreut, da zu sein. Susan hat auch noch manche unserer Freunde zum Kaffeetrinken in den Garten oder an ihr Bett eingeladen. Einmal sind wir sogar noch gemeinsam im Kino gewesen. Nein, es war nicht nur traurig. Es war intensiv, es war Leben – zusammengefasst auf kurze Zeit. Jetzt, wo uns beiden klar war, wie unser Lebensweg weitergehen würde, besprachen wir die wirklich wichtigen Sachen. Das Ziel unseres Weges war der Tod. Aber nun konnte er nicht mehr einfach über uns hereinbrechen. Wir haben diese letzte Zeit miteinander gelebt und sind unseren Abschiedsweg zusammen gegangen. Ich begleitete Susan – bis zu jenem Moment, an dem sie von dieser Welt abgeholt wurde. Und Susan hat mich begleitet bis an die Weggabelung, an der mein neuer Weg anfangen musste.

Impulse aus der „Ars moriendi"

Die „Ars moriendi", die „Kunst des Sterbens", oder besser: „Ars bene moriendi", die „Kunst des rechten Sterbens", bezeichnet eine Tradition des Umgangs mit Sterben und Tod, die sich in Europa seit dem Mittelalter entwickelte. So gab es verschiedene Rituale, die im Umgang zwischen Sterbenden und ihren Angehörigen als hilfreich empfunden wurden. Sie legten fest, was jeder in den Zeiten des Abschiednehmens zu tun und zu lassen hatte. Die fortschreitende Individualisierung der Gesellschaft seit dem 20. Jahrhundert brachte es aber unweigerlich mit sich, dass allgemeinverbindliche Verhaltensmuster verschwanden. Hervorgerufen durch die medizinische und strukturelle Entwicklung kam es dazu, dass der Tod immer seltener im häuslichen Bereich stattfand. In den 80er Jahren des 20. Jahrhunderts starben etwa 80 Prozent der Menschen in Krankenhäusern oder Pflegeeinrichtungen.

Meist vollzog sich das Sterben dort in Einsamkeit und Anonymität. Es ist nicht zuletzt das Verdienst der Hospizbewegung, dass Sterben heute immer bewusster als ein begleitetes Miteinander auf dem letzten Lebensweg erfahren wird. Für einzelne dieser Wegetappen können die Rituale der „Ars moriendi" Impulse geben, in der heutigen Zeit den Abschied zu gestalten. So findet man in der „Geschichte des Todes" von Philippe Ariès[6] den Hinweis, wie dem Aufbruch des Sterbenden besondere Aufmerksamkeit geschenkt wurde. Wenn ein Mensch fühlte, dass sein Leben zu Ende ging, teilte er dies den im Haus Anwesenden mit. Nun wurde er, soweit es die räumlichen Verhältnisse zuließen, anders gebettet. Sein Kopf sollte nach Westen und seine Füße nach Osten zeigen. Das war nun die Richtung, auf die hin seine Existenz sich ausrichtete: der Auferstehung, dem Licht der aufgehenden Sonne entgegen. Der Sterbende schaute, ebenso wie die Angehörigen, auf das Ziel seines Weges. Somit war ein bewusstes Signal des Aufbruchs gesetzt. Das Ziel war benannt, es stand vor Augen, traurig und tröstlich zugleich. Es kann uns nun nicht darum gehen, einfach alte Rituale unreflektiert in unsere moderne Zeit zu kopieren. Es soll aber danach gefragt werden, welche Impulse wir heute als hilfreich und gut in unserem Alltag mit Sterbenden aufgreifen und umsetzen können.

Möglichkeit zur Gestaltung des Aufbruchs heute

Wir können im Sichtbereich des Sterbenden ein Kreuz aufstellen. Vielleicht passen auch eine Kerze (ungefährlicher sind eine Kerze in einem Glas oder eine elektrische Kerze), ein schönes Bild und Blumen dazu. Der Nachttisch eignet sich hierzu kaum. Meist steht er nicht in Blickrichtung des Schwerkranken und ist zudem die Ablagefläche für Medikamente und andere Gebrauchsgegenstände. Ein Tisch am Fußende des Bettes oder ein freier Platz auf einer Kommode bieten sich hierzu besser an. Ein so gestalteter Blickfang kann allen helfen, die vom bevorstehenden Tod betroffen sind. Er kann ein Trostpunkt sein: Man schaut dorthin und lässt sich ohne Worte sagen: Das Ziel des Weges ist nicht

---

6 Philippe Ariès, Geschichte des Todes, München u.a. 1980.

der Tod, sondern das Leben. Wenn Außenstehende ins Zimmer kommen, erhalten sie automatisch das Signal: Hier wird nichts verschwiegen oder schöngeredet. Hier ist ein Mensch, der um das Ende seines Lebenswegs weiß und sich darauf vorbereitet. So wird man auch vor solch überflüssigen Floskeln wie „Es wird schon wieder!" geschützt. Wenn man diesen Aufbruch gemeinsam begeht, dann kann dies auch im Rahmen einer kleinen Feier geschehen (siehe dazu – im Anhang Seite 171 – einen Entwurf, der auch kleinere Kinder mit einbeziehen lässt).

Worte von Jesus zum Abschied von seinen Jüngern

Euer Herz lasse sich nicht verwirren.
Glaubt an Gott und glaubt an mich!
Im Haus meines Vaters gibt es viele Wohnungen.
Wenn es nicht so wäre,
hätte ich euch dann gesagt:
Ich gehe, um einen Platz für euch vorzubereiten?
Wenn ich gegangen bin
und einen Platz für euch vorbereitet habe,
komme ich wieder und werde euch zu mir holen,
damit auch ihr dort seid,
wo ich bin.
Joh 14,1-3

Kapitel 3:

Im Leid Trost erfahren

Der Garten Gethsemane

Gebet eines Schwerkranken

Lieber Vater im Himmel,
mein Körper leidet, meine Seele weint.
Alle Hoffnung, dass ich wieder gesund werde,
ist nun verloren.
Lass mich spüren,
dass du trotz aller Angst und aller Schmerzen bei mir bist
und mich nicht aus deinen Händen gleiten lässt.
Herr, gib mir Kraft in all meinem Kummer.
Lass dein Angesicht leuchten über mir,
um deiner unendlichen Liebe willen.
Sei du bei mir, in meiner Traurigkeit.
Tröste mich und lass mich nicht verzweifeln.
Schenke den Menschen, die mich lieben,
die Kraft, mit mir den Weg des Abschieds zu gehen.
Schenke mir den Glauben daran,
dass nach diesem Leben
ein ewiges Leben auf mich wartet.
Geführt an deiner Hand vertraue ich auf das Morgen.
Du, Herr, wirst bei mir sein,
heute und an jedem Tag.
Segne mich und die meinen.
Gelobt sei deine Treue!
Amen.

*Dieses Gebet kann einem Schwerkranken auch vorgelesen werden;
vielen Menschen tut es gut, Gebetstexte innerlich mitzuvollziehen –
auch wenn sie selbst nicht mehr sprechen können. Hilfreich ist ebenso
ein kleines Kreuz, das der Schwerkranke in die Hand nehmen kann.*

Aus dem Lukasevangelium
Kapitel 22, Verse 39-46

„Dann verließ Jesus die Stadt und ging, wie er es gewohnt war, zum Ölberg; seine Jünger folgten ihm. Als er dort war, sagte er zu ihnen: Betet darum, dass ihr nicht in Versuchung geratet! Dann entfernte er sich von ihnen ungefähr einen Steinwurf weit, kniete nieder und betete: Vater, wenn du willst, nimm diesen Kelch von mir! Aber nicht mein, sondern dein Wille soll geschehen. Da erschien ihm ein Engel vom Himmel und gab ihm (neue) Kraft.

Und er betete in seiner Angst noch inständiger, und sein Schweiß war wie Blut, das auf die Erde tropfte. Nach dem Gebet stand er auf, ging zu den Jüngern zurück und fand sie schlafend; denn sie waren vor Kummer erschöpft. Da sagte er zu ihnen: Wie könnt ihr schlafen? Steht auf und betet, damit ihr nicht in Versuchung geratet."

Gedanken zum Bibeltext

Jesus ist allein. Stunden zuvor hatte er noch das Passahmahl gefeiert. Nun ist Jesus mit seinen Jüngern im Garten Gethsemane. Es ist Nacht. Und während die anderen im Schlaf zur Ruhe kommen, kann Jesus diese Ruhe nicht finden. Er weiß, dass seine Gefangennahme kurz bevorsteht. Nur noch wenige Stunden oder vielleicht nur Minuten? Das Warten ist furchtbar – auch für ihn. Wann wird es sein? Wie lange noch? Was steht mir bevor? Wie werde ich das alles hinter mich bringen? Jesus war sowohl Gott als auch Mensch. Hier wird uns sehr offen geschildert, wie er als Mensch gelitten hat. Er fühlt sich allein mit seiner Angst, die ihm den Schlaf raubt. Allein allem Kommenden ausgeliefert. Schmerzen – Qualen – Ruhe – Erschöpfung – Erlösung – was wird er auf diesem Weg erleben? Jesus erträgt diese Nacht im Garten

kaum. Das Leid ist zu groß. Er schüttet sein Herz vor seinem Vater aus. Er betet. Zwei Begegnungen werden uns nun aus dieser Nacht geschildert. Die eine Begegnung ist die mit dem Engel Gottes. Engel sind Boten. Sie sind von Gott geschaffen und leben in seiner unsichtbaren Welt. Sie dienen Gott, indem sie nach seinem Auftrag daran mitwirken, dass Gottes Heilswille auf dieser Erde geschehen kann. Dies passiert in ganz unterschiedlicher Weise. Oftmals so, dass Menschen in Not und Anfechtung gestärkt werden. Martin Luther formulierte in seinem Morgen- und Abendsegen:
„Denn ich befehle mich, meinen Leib und Seele und alles in deine Hände. Dein heiliger Engel sei mit mir, dass der böse Feind keine Macht an mir finde. Amen." (EG S. 1218)
Jesus betet zu Gott. Er bittet ihn, wenn es möglich sei, ihm den Tod zu ersparen. Jesus betet hier sehr menschlich. Die Angst vor dem Tod hat ihn übermannt. Er spürt, dass er selbst nicht mehr die Kraft hat, sich diesem Grauen auszuliefern. Er ist ehrlich – und Gott begegnet ihm als der liebende Vater, der ihm in seiner Schwachheit hilft. „Da erschien ihm ein Engel vom Himmel und gab ihm (neue) Kraft." Es ist eine geheimnisvolle Begegnung, deren Inhalt nur Jesus und der Engel kennen. Eine Begegnung, die mehr ist als eine Vertröstung oder ein normaler Zuspruch. In der Kunst wird der Engel oft mit einem Kelch dargestellt, den er Jesus reicht. Es ist der Kelch des Leidens, das uns Menschen bis an die äußersten Grenzen bringt. Die biblische Symbolsprache verdichtet hier eine letztgültige Wahrheit über das menschliche Leben, das unweigerlich auf den Tod, der alles Leben zerstört, zuläuft. Das Annehmen des letzten Leidensweges mag für viele Menschen die größte Herausforderung ihres Lebens sein. Dieses Leiden aus Gottes Hand anzunehmen und zu erfahren, wie er selbst uns die Kraft für einen schweren Weg schenkt, gehört zu den tiefsten Geheimnissen menschlichen Lebens. Manche Menschen erah-

nen auf diesem Weg bereits die Spuren himmlischer Herrlichkeit. Vielleicht konnte Dietrich Bonhoeffer nur auf diesem Hintergrund dichten:

„Und reichst du uns den schweren Kelch, den bittern,
des Leids gefüllt bis an den höchsten Rand,
so nehmen wir ihn dankbar ohne Zittern
aus deiner guten und geliebten Hand."[7]

In der Geschichte Jesu erfüllt sich in seinem „Ja" zum Leiden die Heilsgeschichte, indem er alles menschliche Leiden
bis in die Konsequenz des Todes hinein auf sich nimmt. Aus
seinem Tod entspringt durch die Auferweckung das neue
Leben, zu dem alle Menschen berufen sind und das ihnen in
der Nachfolge Jesu geschenkt wird. Der Kirchenvater Augustinus schreibt in einer Predigt: „Was für ein Kelch ist
das? Der bittre und heilbringende Kelch des Leidens … Er
selbst (Jesus) ist dieser Kelch." (Sermo 329,1-2) Man kann
hier das Geheimnis des Abendmahls, der Eucharistie, angedeutet sehen als die himmlische Stärkung, die uns immer
wieder – und besonders in schweren Zeiten – angeboten
wird. In jedem Fall leuchtet in dieser Dunkelheit des Gartens
Gethsemane ein Lichtstrahl der himmlischen Welt hinein in
die Tiefen menschlichen Leidens. Es ist die Seelsorge Gottes
an dem Verzweifelten. Es ist die Begegnung, die einen Blick
öffnet in die zukünftige Herrlichkeit, die sich kurz dem Leidenden erschließt und ihm die Kraft für das Kommende
gibt.
Aber noch eine weitere Begegnung wird uns im Garten Gethsemane geschildert. Es ist die mit seinen Jüngern. Jesus
geht durch den dunklen Garten zurück bis an den Ort, an
dem er sie zurückgelassen hat. „Betet, damit ihr dieses Leid
mit mir aushalten könnt und nicht daran zerbrecht", so

---

[7]   Dietrich Bonhoeffer, Von guten Mächten treu und still umgeben
     (1944), in: EG 65; GL 430.

könnte man das auch formulieren, was er vor seinem Weg-gehen zu ihnen gesagt hatte. Welche Enttäuschung, als er sah, dass sie schliefen! Hatte er nicht gewünscht, dass sie mit ihm wachen, sein Leid teilen, im Gebet ihren Trost finden. Vielleicht hatte er auch gehofft, dass sie ihm im gemeinsamen Durchwachen der Nacht ihren letzten Liebensdienst erweisen, ihm menschliche Nähe in diesen schwierigen Stunden schenken. Sie sind seine Freunde – nach wie vor –, aber an der Schwelle des Todes können sie ihm nicht all das geben, was er nun braucht. Das muss Jesus hinnehmen. Hier versagen sie, die ihm bisher treue Begleiter waren. Sie sind erschöpft, ausgelaugt. Sie selbst finden nicht einmal ihren eigenen Trost. Sie können ihm nicht helfen. Er alleine muss durch diese letzte Einsamkeit hindurch. Er muss seinen Weg gehen.

In den Tiefen, die kein Trost erreicht

In den Tiefen,
die kein Trost erreicht,
lass doch deine Treue mich erreichen.
In den Nächten,
da der Glaube weicht,
lass nicht deine Gnade von mir weichen.
Auf dem Weg,
den keiner mit mir geht;
wenn zum Beten die Gedanken schwinden,
wenn mich kalt die Finsternis umweht,
wollest du in meiner Not mich finden.
Wenn die Seele wie ein irres Licht,
flackert zwischen Werden und Vergehen,
wenn des Geistes Kraft in mir zu nichts zerbricht,
wollest du an meinem Lager stehen.
Wenn ich deine Hand nicht fassen kann,

nimm die meine doch in deine Hände.
Nimm dich meiner Seele gnädig an,
führe mich zu einem guten Ende.
Julius Delbrück [8]

Gedanken zum Miteinander-Nachdenken

Gefährte sein in den Zeiten der Angst

„Jetzt geht es mir besser", sagt manch ein schwer kranker
Mensch. „Seitdem ist sie viel ruhiger geworden", sagen oft
die Angehörigen. Dabei ist gar nicht viel geschehen. Es war
nur der kurze Besuch eines Seelsorgers gewesen, ein vertrau-
liches offenes Gespräch unter vier Augen, das eine so heil-
same Wirkung hatte. In der „Ars moriendi" vergangener
Zeiten war es eine Selbstverständlichkeit gewesen, diesem
seelsorgerlichen Beistand einen festen Platz in der Ab-
schiedszeit einzuräumen. Heute ist das vielfach verlorenge-
gangen. Und doch zeigt es sich immer wieder, wie wichtig
gerade solch ein Gespräch ist. Die Leidensgeschichte Jesu
wird an dieser Stelle durchsichtig für das, was Menschen
allgemein in den dunklen Stunden der Angst und der Auseinandersetzung mit dem Tod helfen kann: Es ist das geistliche Gespräch. Das Reden über all die Gedanken und Fragen, die der Tod auslöst. Viele Angehörige und auch Ehepartner spüren, dass der Sterbende über etwas reden will –
aber es nicht tut. „Ich gebe mir solche Mühe, mit meinem
Mann ins Gespräch zu kommen. Aber er weicht mir aus.
Dabei merke ich doch, wie ihn etwas bedrückt. Warum will
er sich mir nicht anvertrauen? Wir haben nie Geheimnisse
voreinander gehabt." Es ist ganz natürlich, wenn nahe An-

---

[8] Julius Delbrück, Im Angesicht des Todes, in: EG 828.

60

gehörige so empfinden. Der Sterbende aber spürt, dass er im Angesicht des Todes einen Trost braucht, der tiefer geht als das innigste menschliche Gespräch. Er braucht Antworten, die beim Übergang in die andere Welt standhalten können. Ihm geht es um seine Lebensgeschichte, mit allen Brüchen, Erfolgen und Misserfolgen, mit ihren Zielen und Versäumnissen. Oft plagen Selbstzweifel und eine Schuld, die man vor Menschen und Gott spürt. Vielen Menschen wird es ein drängendes Anliegen, ihr ganz persönliches Verhältnis zu Gott zu bedenken und zu klären. Manche Freunde und Ehepartner können dies miteinander besprechen. Aber auch in der glücklichsten Partnerschaft wird es diesen ganz privaten Freiraum geben müssen, in dem jeder seine eigene Beziehung zu Gott lebt. Eine Beziehung, die nur Gott und den Einzelnen etwas angeht. Es ist gut, wenn Angehörige dies im Blick haben. Gefährte eines Sterbenden zu sein, kann eben auch genau dies heißen: ihm seelsorgerlichen Beistand oder das Beichtgespräch mit einem Priester ermöglichen.

Die Bedeutung von
Beichte und Abendmahl/Eucharistie

Beichte und Abendmahl/Eucharistie hatten schon in der „Ars moriendi" ihren festen Platz in der Sterbebegleitung. Die Beichte kommt dem Bedürfnis vieler Sterbender entgegen, über das zu sprechen, was sie in ihrem Lebensrückblick als belastend empfinden. Im vertraulichen Gespräch mit einem Seelsorger kann dies benannt und durch das Bußsakrament im Namen Gottes vergeben werden.
Für diese Beichtgespräche gibt es je nach Konfession verschiedene liturgische Abläufe. Wesentlich ist, dass der Beichtende sich in aller inneren Freiheit über das aussprechen kann, was ihn belastet, und dass ihm dann die Liebe Gottes und die Vergebung zugesprochen werden kann.

Nach katholischer Überzeugung hat der Priester die Vollmacht, den Beichtenden im Namen Gottes von seinen Sünden sakramental loszusprechen. Dieses große Geschenk der Sündenvergebung darf man dankbar annehmen.

Nach evangelischer Überzeugung gibt es neben der allein im Angesicht Gottes vollzogenen „inneren Beichte" und dem allgemeinen Schuldbekenntnis in der Liturgie des Abendmahls auch die „Einzelbeichte", bei der man über erkannte eigene Schuld spricht und sich die Vergebung Gottes persönlich zusprechen lässt (vgl. EG, S. 1513f)

In der Praxis fällt auf, dass die Beichte sterbenden Menschen sehr dabei hilft, mit sich und ihrer Beziehung zu Gott ins Reine zu kommen. Das evangelische Abendmahl am Sterbebett bzw. die katholische Krankensalbung („Letzte Ölung") werden im Zusammenhang mit dem Tod oft als „die letzte heilige Handlung" missverstanden. So wird dies leider möglichst lange hinausgeschoben. Das ist bedauerlich, denn es wäre besser, als evangelischer Christ das Abendmahl bzw. als katholischer Christ Buße, Krankensalbung und Eucharistie zu einem Zeitpunkt zu empfangen, an dem der Sterbende dies noch bei vollem Bewusstsein miterleben kann. Christen feiern in den Sakramenten ihre Gemeinschaft mit Gott und die Gegenwart von Jesus Christus inmitten des Lebens. Das wird besonders konkret im Leiden, da das Sakrament der Eucharistie ja den leidenden und sterbenden Heiland beinhaltet. Christen glauben nicht an einen fernen Gott, sondern an den, der im Leid an ihrer Seite bleibt. Immer wieder betonen Angehörige und auch schwerkranke Menschen, wie gut ihnen dieses Sakrament tut. „Siehe, das ist das Brot des Lebens, dies ist der Kelch des Heils. Christi Leib für dich gegeben." Mit diesen oder ähnlichen Worten empfängt der evangelische Kranke und Sterbende das Abendmahl. Der katholische Christ empfängt die Krankenkommunion bzw. angesichts des Todes die Wegzehrung (viaticum), das heißt die heilige Eucharistie, unter der Gestalt des Brotes oder des Weines, und der Priester spricht die Worte: „Christus bewahre dich und führe dich zum ewigen Leben." Der Kranke schmeckt und spürt die Zuwendung Gottes zu ihm. In einer tiefen und persönlichen Weise vollzieht sich so die Feier der Gemeinschaft mit Gott. „Ich fühle mich in meinem Leid gestärkt. Jesus ist bei mir", sagte ein schwerkranker Mann. „Mir tut es gut, dass wir unter dem Segen Gottes bleiben, egal ob wir tot sind oder leben", äußerte die Tochter einer schwerkranken Frau. Ein junger Familienvater sagte: „Für uns war es wichtig, dass wir mit den älteren Kindern und unseren nächsten Angehörigen einen gemeinsamen Abschied hatten. Da kam noch einmal zum Ausdruck, dass wir eine Hoffnung haben. Gott wird uns helfen weiterzuleben, und er wird unserer Mutter ein Leben ohne Leid und Schmerzen geben. Auch meiner Frau tat dies sehr gut. Ich glaube, sie konnte uns jetzt besser loslassen."

Wir kommen unweigerlich an unsere Grenzen

Wer wochenlang einen geliebten Menschen zu Hause pflegt oder ihn täglich im Krankenhaus besucht, kommt an seine Grenzen. Es sind ja nicht nur die Pflege und die Mehrbelastung in der normalen Alltagsbewältigung. Der Angehörige durchlebt bereits einen Trauerprozess. Seine seelischen Kräfte werden durch den Schmerz des bevorstehenden Abschieds aufgezehrt. „Ich war seit Wochen nicht mehr beim Friseur, und nun traue ich mich kaum noch unter Menschen", sagt manch ältere Dame, die einen Angehörigen pflegt. „Ich funktioniere nur noch. Aufstehen, meiner Mutter das Essen löffelweise eingeben, sie waschen, pflegen, die Wohnung putzen, einkaufen, kochen, mich wieder um meine Mutter kümmern … Ich komme gar nicht mehr zur Besinnung. Aber wenn ich darüber nachdenke, dass bald alles zu

Ende ist, dann habe ich den Eindruck, ich breche zusammen." „Ich weiß nicht mehr, wo mir der Kopf steht. Mit meinen Kindern muss ich für die Schule lernen, geputzt habe ich schon lange nicht mehr gründlich, mein Mann beschwert sich, dass wir keine Zeit mehr miteinander verbringen. Ich weiß nicht mehr, was ich tun soll!" Das sind Sätze, die oft von pflegenden Angehörigen gesagt werden. Erschöpft, wie sie sind, halten sie den seelischen und körperlichen Anforderungen kaum Stand.

Das passt auch auf die Situation der Jünger im Garten Gethsemane. Sie haben keine Kraft mehr, mit Jesus zu wachen. Sie haben aber auch keine Kraft mehr, in guter Weise auf sich selber zu schauen und das zu tun, was jetzt wirklich notwendig wäre. Ihr Versagen ist kein Zeichen von Gleichgültigkeit – weder Jesus noch sich selbst gegenüber. Natürlich waren sie müde. Zuvor hatten sie mit Jesus den Sederabend des Passah gefeiert. Aber hier scheint es noch um eine ganz andere Art der Müdigkeit zu gehen, um eine seelische Erschöpfung und Überbeanspruchung. Jesus hatte wiederholt seinen Tod angedeutet, sie hatten miterlebt, wie er vom bevorstehenden Verrat des Judas gesprochen hatte. All das ist menschlich nur schwer zu verkraften.

So wie die Jünger hier an ihre natürlichen Grenzen stoßen, ergeht es oft Angehörigen. Niemand braucht sich zu schämen, wenn sich diese Grenzen der eigenen Fürsorglichkeit bemerkbar machen. Sie sind natürlich und eine gesunde Reaktion des Körpers und der Seele. Wichtig ist nur, dass man den Mut findet, sich diese Grenzen rechtzeitig einzugestehen. Das ist kein Versagen. Oft lassen sich dann im Familienverbund, im Freundeskreis oder in der Nachbarschaft Unterstützungsmöglichkeiten finden, an die man vorher gar nicht gedacht hatte. Eine wichtige Hilfe bieten ambulante Hospizgruppen an. Mittlerweile gibt es sie in fast allen Städten. Ihre Adressen sind im Verzeichnis der ambulanten Hospizgruppen zu finden oder auch über Pflegedienste, Kirchengemeinden und Pfarreien zu erfragen. In diesen Gruppen sind ausgebildete ehrenamtliche Männer und Frauen tätig, die unter Schweigepflicht stehen und nach genauer Absprache stundenweise zur Sitzwache ans Kranken- oder Sterbebett kommen. Es empfiehlt sich, möglichst frühzeitig mit einer solchen Einrichtung Kontakt aufzunehmen. So können Angehörige sich etwas erholen, um dann für die entscheidenden Augenblicke genügend Kraft zu haben. Das ist besonders für den Sterbenden wichtig. Aber auch für die begleitenden Angehörigen selber.

Segen für den Trauernden

Gott segne dich.
In deiner Traurigkeit und Not
stehe er dir zur Seite.
Er halte dich fest,
wenn du die Angst wie einen Abgrund unter dir spürst.
Er bewahre dich davor, in der Mutlosigkeit zu versinken.
Gott segne dich.
Er halte seine Hände schützend über dir.
Er wärme dich mit den Strahlen seines Lichts.
Er führe behutsam deinen wankenden Fuß,
damit er wieder Schritte ins Leben zu gehen wagt.
Gott segne dich,
dass du mitten in der Nacht
deinen Blick zum Himmel lenkst
und Vertrauen fasst zu dem,
der dein Leben wieder in die Weite führen möchte.
Gott segne dich und schenke dir Trost,
Amen.

Kapitel 4:

Aber die Liebe bleibt

Gefangennahme

Meine Grenzen

Ich kann das –
so baute ich mein Leben,
das war mein Ziel.
Ich kann das –
und was ich tat,
das gelang mir.
Ich kann das –
Probleme lösen
und Schwierigkeiten überstehen.
Ich kann jetzt – nichts mehr tun.
was wird aus mir?
Was wird mit mir geschehen?
Kann ich mich lieben
in meiner Schwachheit?
Werde ich fallen
in ein Nichts?
Einer sagt:
Vertraue dich mir an
Ich werde für dich da sein –
Immer –
Egal was mit dir ist –
Ich werde dich bewahren –
vor der Leere und dem Nichts.
Ich bin dein Erlöser,
dein Jesus Christ,
in dem du in Ewigkeit geborgen bist.

Aus dem Lukasevangelium
Kapitel 22, Verse 47-53

„Während er noch redete, kam eine Schar Männer; Judas, einer der Zwölf, ging ihnen voran. Er näherte sich Jesus, um ihn zu küssen. Jesus aber sagte zu ihm: Judas, mit einem Kuss verrätst du den Menschensohn? Als seine Begleiter merkten, was (ihm) drohte, fragten sie: Herr, sollen wir mit dem Schwert dreinschlagen? Und einer von ihnen schlug auf den Diener des Hohenpriesters ein und hieb ihm das rechte Ohr ab. Jesus aber sagte: Hört auf damit! Und er berührte das Ohr und heilte den Mann. Zu den Hohenpriestern aber, den Hauptleuten der Tempelwache und den Ältesten, die vor ihm standen, sagte Jesus: Wie gegen einen Räuber seid ihr mit Schwertern und Knüppeln ausgezogen. Tag für Tag war ich bei euch im Tempel, und ihr habt nicht gewagt, gegen mich vorzugehen. Aber das ist eure Stunde, jetzt hat die Finsternis die Macht."

Gedanken zum Bibeltext

Jesus war bereit, seinen Weg zu gehen. Seine Freunde und Jünger waren Zeugen der Festnahme. Jesus wurde nun abgeführt. Eigentlich wäre seine Geschichte bald zu Ende erzählt. Aber sie geht ausführlich weiter. Es wird die Geschichte eines Mannes und seiner Gefährten, denen die dunklen Seiten menschlichen Lebens nicht erspart bleiben. Hier finden wir viele ungelöste Fragen und Herausforderungen menschlichen Leidens wieder.

„Austherapiert – weitere Behandlungen haben keinen Sinn mehr." „Wir können leider nichts mehr für Sie tun." Als die Häscher der Mächtigen kommen und sein Leben angreifen, erfährt Jesus, was es heißt, ohnmächtig und ausgeliefert zu sein. Er kann nicht entkommen, er hat keine Chance. Sich befreien, sich gegen die Macht der Krankheit zur Wehr setzen – das ist ein Gedanke, der Schwerkranke und ihre hilflos zuschauenden Angehörigen meistens erfasst. „Wenn ich doch nur irgendetwas tun könnte", ruft der Mann, der am Bett seiner Ehefrau sitzt. „Wir kämpfen – wenn es sein muss bis zum Schluss." Das ist menschlich. Der Jünger Jesu handelt genauso. Er versucht, der Ohnmacht durch Aktivität zu entkommen. Irgendetwas wird man doch noch tun können, um dem drohenden Zugriff der Macht des Todes zu entgehen! Wir können doch nicht untätig zusehen! So ähnlich wird er wohl gedacht haben – und ganz ähnlich empfinden auch wir. Als moderne Menschen sind wir es gewohnt, für sämtliche Probleme eine Lösung zu finden. Aber hier stoßen wir schmerzhaft an eine Grenze. Sich dies einzugestehen, tut weh. Dies auszuhalten, erfordert fast übermenschliche Kraft. Aber es gibt den Zeitpunkt, an dem es heilsam für unsere Seele ist, sich dem, was nun unweigerlich kommen wird, zu überlassen. Ich muss zulassen, dass mein Leben zerstört wird. „Jetzt hat die Finsternis die Macht", sagt Jesus. In der Tat scheinen nun alles Unrecht, aller Schmerz und letztlich der Tod ihren Triumph zu feiern. Jesus und seine Jünger durchleben diese Ohnmacht. Sie machen eine Erfahrung, von der auch heute noch viele Sterbende sprechen. Das Grauen des Todes wird als eine überirdische Macht erkannt, die das Leben nicht nur zerstört, sondern in eine ewige Trennung von seinem Ursprung bringen will. Es ist die Ahnung der möglichen Gottesferne, die den Menschen wie ein dunkles Grauen überkommen kann. Jesus überwindet dieses Grauen dadurch, dass er sich ganz Gott anvertraut. „Vater, in deine Hände lege ich meinen Geist" (Lk 23,46) Dies allein gibt die begründete Zuversicht: Er wird mich nicht dem Tod preisgeben, sondern mich erretten. Diese Hoffnung trägt.

Gedanken zum Miteinander-Nachdenken
In der Ohnmacht den Weg zu mir
und zum Anderen finden

Es gibt kaum etwas, das schwieriger zu ertragen ist, als die eigene Ohnmacht und Hilflosigkeit. „Ich kann nichts mehr tun." Vor diesem Satz fürchten sich vor allem die Angehörigen. Nach längerer Bewältigung der Krankheitszeit fällt es schwer, alles Tun aus der Hand zu geben. Viele empfinden dies als Selbstaufgabe und Eingeständnis von Schwäche. Der Jünger in der Geschichte Jesu kommt uns hier sehr nahe. Denn oft definieren wir den Wert unserer Hilfe an dem, was wir tun. Angehörige formulieren es auf ihre Situation bezogen oft so: „Ich kann dem liebsten Menschen nicht mehr hilfreich sein, wozu nütze ich noch? Ich habe versagt!" Der Weg der Sterbebegleitung lehrt uns, dass es immer wieder Zeiten gibt, in denen wir unsere Ohnmacht besonders spüren. Diese Momente durchziehen den gesamten Sterbeprozess. Immer wieder werden wir merken, dass unser Handeln nur begrenzt hilfreich sein kann, und wir beginnen auch zu ahnen, dass wir durch unser Tun den Tod nicht verhindern werden. Was bleibt, ist die Nähe zueinander, die Verlässlichkeit und Treue, mit der man füreinander da sein kann. Wenn das äußere Tun seine Wichtigkeit verliert, dann wird der Weg frei für die Liebe, die nichts tut, sondern einfach um des Anderen willen da ist. Diese Zeiten der ungeteilten Aufmerksamkeit und Achtsamkeit, wurden schon oft zu Bausteinen der Liebe und Versöhnung mit der eigenen Lebensgeschichte. Dieses Band der Liebe zu knüpfen, ist wohl eine der wichtigsten Taten, die man am Ende des Lebens vollbringen kann.

Einander annehmen – mit all den biographischen Eckdaten, die die gemeinsame Lebensgeschichte beinhaltet.

Sich versöhnen – mit der eigenen und der gemeinsamen Vergangenheit, die nun nicht mehr anders weitergeschrieben werden kann.

Akzeptieren – dass nun alles so ist, wie es ist.

Der Wut einen Raum geben

Ein großes Tabuthema sind die Gefühle des Zorns und der Wut in der Sterbebegleitung. Vielleicht meinen manche, dass in einer Lebenssituation, die so elementar vom Ewigen bestimmt ist, irdische Gefühle ihren Platz verlieren müssten. Aber dies wäre unmenschlich gedacht. „Seit Monaten bin ich nur noch für meine Mutter da", erzählte eine pflegende Angehörige. „Als die Ärzte sagten, dass sie vielleicht noch ein halbes Jahr zu leben hätte, da war mir klar, dass ich sie pflegen wollte – bis zuletzt. So zog meine Mutter zu mir. Ich richtete ihr ein eigenes Krankenzimmer ein, wir holten ihren Lieblingssessel, den Fernseher, sogar einige ihrer Bilder, die sie besonders mochte. Sie sollte es schön bei mir haben. Natürlich musste ich mich nun einschränken. Mutter brauchte in Vielem Unterstützung. Glücklicherweise konnte ich meine Wochenarbeitsstunden reduzieren, und es fiel mir auch nicht besonders schwer, auf Teile meines bisherigen Privatlebens zu verzichten. Mutters Dankbarkeit und ihre Freundlichkeit taten mir gut – dafür nahm ich Vieles in Kauf. Anfangs ging alles ganz gut. Sie fühlte sich wohl, freute sich, dass sie gut umsorgt wurde und wusste es durchaus zu schätzen, was ich für sie tat. Oft gingen wir spazieren oder verbrachten einen Nachmittag im Café. Nach etwa vier Monaten verschlechterte sich ihr Zustand binnen weniger Wochen. Mutter wurde bettlägerig. Geistig war sie noch ganz klar, aber ihre Pflegebedürftigkeit nahm stetig zu. In dieser Zeit fingen auch unsere Schwierigkeiten an. Eines Morgens hatte ich den Wecker überhört. Als ich noch im

Nachthemd zu meiner Mutter eilte, empfing sie mich bereits mit düsterer Miene: ‚Du kommt wohl gar nicht aus dem Bett. Ich warte schon eine halbe Stunde auf dich. So etwas hätte ich mir nie herausgenommen.' Wie ungerecht Mutter doch sein konnte! Schon mehrere Nächte hatte ich ihretwegen nicht mehr durchgeschlafen. Ich fühlte mich wie gerädert. Natürlich schluckte ich die Kritik wieder einmal herunter. Es kam ja nun öfters vor, dass ich Mutters Nörgeln ertrug. Aber konnte ich jetzt mir ihr einen Streit anfangen? Mutter würde ja nicht mehr lange leben. Die Pflege begann an meinen Kräften zu zehren. Das aber wollte ich weder mir und schon gar nicht gegenüber Mutter eingestehen. Ich wollte die starke, tüchtige Tochter sein und mir nur keine Blöße geben. Im Rückblick denke ich, dass ich oft mürrisch und gereizt war. So wurde unsere Beziehung immer gespannter. Ich hatte das Gefühl, ihr nichts mehr recht zu machen und eine schlechte Tochter zu sein. Irgendwann schrie ich sie an: ‚Dann geh doch ins Pflegeheim!', und sie schrie zurück: ‚Lieber heute als morgen!' An diesem Tag haben wir nichts mehr miteinander gesprochen, nur die Türen wurden geschlagen – von mir, denn sie konnte ja nicht mehr aufstehen. Wir sprachen mehrere Tage nur noch das Nötigste miteinander. Jede von uns fühlte sich im Recht. Ich traf mich dann mit meiner Freundin. ‚Bestimmt ist die Pflege schwer für dich, aber es muss doch schön sein, so füreinander da sein zu können!' Da weinte ich los. Denn da waren sie wieder – die hohen Idealvorstellungen und die übergroßen Erwartungen, die so ganz anders waren als meine Realität. Von außen gesehen entsprach ich ganz dem Bild, das sich andere von einer pflegenden Tochter machten – aber im Inneren stauten sich Wut und Rebellion gegenüber meiner selbst gewählten Rolle, die ich ja von Herzen erfüllen wollte. Wenn ich heute zurückschaue, dann wird mir bewusst, was mit uns los war. Ich war ausgepowert durch die Pflege. Mein emotionaler Tank war leer. Meine Freundin, die ich ins Vertrauen gezogen hatte, half uns. Sie kannte meine Mutter gut, besuchte sie und sprach mit ihr – was genau, das weiß ich bis heute nicht, und ich muss es auch nicht wissen. Auch mir öffnete sie die Augen – nicht nur für meine eigenen Gefühle, sondern auch dafür, wie es meiner Mutter ging. So veränderte sich mein Blickwinkel, und ich bekam mehr Verständnis für sie – aber auch für mich. Mutter war bis zu ihrer Krankheit eine sehr dominante und selbstständige Frau gewesen, nun aber konnte sie nichts mehr eigenständig tun. Diese totale Abhängigkeit machte ihr mehr zu schaffen, als es mir bewusst gewesen wäre. Hinzu kam, dass zwischen uns ein spürbarer, aber unausgesprochener Mutter-Tochter-Konflikt schwelte. Bisher hatten wir uns nur wenige Male im Jahr gesehen und hin und wieder miteinander telefoniert. Nun aber waren wir vierundzwanzig Stunden pro Tag zusammen. Vieles, was zwischen uns ungeklärt war, kam nun an die Oberfläche. Das war für uns beide schwer. Ich entsprach bis heute nicht ihrem Bild einer tüchtigen Tochter. Über vieles auf meinem Lebensweg war sie schockiert. Meine Berufswahl, die Art, wie ich meine Kinder erzogen hatte, die Scheidung. Nun aber lebte sie in meinem Haushalt und war Teil meines – nach ihren Maßstäben – misslungenen Lebens. Ich hingegen war ausgehungert nach Anerkennung. Jetzt müsste sie mich doch lieben! Besser als ich könnte sie niemand versorgen! Aber die von mir in überhöhtem Maße eingeforderte Anerkennung blieb aus, stattdessen spürte ich meine Grenzen. So stauten sich Wut und Enttäuschung an. Wir hatten versucht, einander eine ‚heile Pflegewelt‘ vorzuspielen; nun waren wir daran gescheitert. ‚Ich habe dich lieb, aber so kann ich nicht mehr weiter.‘ Ähnliche Worte waren es, die uns weinend einander in die Arme sinken ließen. Mutter und ich haben uns sehr ehrlich ausgesprochen. Wir haben uns wirklich versöhnt. Über alles geredet haben wir nicht – das war auch nicht nötig. Aber wir haben ein Stück weit gelernt, uns so stehenzulassen, wie wir sind. Die letzten Wochen waren sehr innig und schön. Manchmal brauchten wir viel Humor, um unsere gegenseitigen Schwächen einfach zu ertragen. Wir spielten uns aber nichts mehr vor. Eine Pflegesituation ist nicht nur schön. Jetzt versuchten wir, das Beste daraus zu machen. Meistens gelang das auch. Ich gönnte mir ab und zu einen freien Nachmittag. In dieser Zeit lösten mich dann zwei Damen der Hospizgruppe bei der Betreuung ab. So konnte ich in Ruhe Freunde besuchen, ins Schwimmbad oder ins Kino gehen. Ich meldete mich sogar im Fitnesscenter an, was mir richtig gut tat. Manchmal arbeitete ich mir auf diese Weise meinen angestauten Frust ab. Es war keinesfalls so, dass ich mich nur über Mutter geärgert hätte. Die Wut, die ich entladen wollte, war meist die über mich selbst. Mutter fand eine ganz eigene Form, ihre Gefühle auszudrücken. Sie hatte schon immer gut zeichnen können. Obwohl sie schwach war, griff sie nun öfters zu einem Stift und zeichnete sich das von der Seele, was ihr gerade zu schaffen machte. Das war gewissermaßen ihr Ventil. Heute habe ich eine Mappe mit Bildern und Skizzen. Sie tragen Überschriften wie: Einsamkeit – meine Tränen – Keiner versteht mich – Ich erfahre Geborgenheit – Ich will das nicht – Ich mag dich – Hoffnung. Das ist für mich ein besonderes Vermächtnis. In meinem Herzen habe ich noch ein Bild dazu gemalt ‚Liebe – trotz allem‘.“

Meditativer Spaziergang für Angehörige

Immer wieder erzählen Angehörige, wie gut es ihnen tut, zwischendurch einen Spaziergang zu machen. Es lohnt sich tatsächlich, wenn man bis zum nächsten Wald oder See fährt, um dort für eine Stunde beim Gehen zu entspannen. Eine besondere Form dieses Gehens ist der meditative Spa-

ziergang. Gerade wenn die eigenen Gedanken so übermäch-
tig sind, dass wirkliches Abschalten und Entspannen schwer-
fällt, ist der meditative Weg eine hilfreiche Form. Gebete
und Texte helfen dabei, wieder zu einer inneren Ausgegli-
chenheit zu finden.
Auf Seite 282 finden Sie diesen meditativen Spaziergang ab-
gedruckt.

Kapitel 5:

Schwäche und Angst

Gebet

O Gott, zu dir rufe ich:
In mir ist es finster,
aber bei dir ist Licht.
Ich bin einsam,
aber du verlässt mich nicht.
Ich bin kleinmütig,
aber bei dir ist die Hilfe.
Ich bin unruhig,
aber bei dir ist Frieden.
In mir ist Bitterkeit,
aber bei dir ist die Geduld.
Ich verstehe deine Wege nicht,
aber du weißt den Weg für mich.

Dietrich Bonhoeffer [9]

---

[9] Dietrich Bonhoeffer, Verantwortung und Hingabe. Texte und Gebete von Dietrich Bonheffer, Wuppertal 1993, S. 43.

Aus dem Lukasevangelium
Kapitel 22, Verse 54-62

„Darauf nahmen sie ihn fest, führten ihn ab und brachten ihn in das Haus des Hohenpriesters. Petrus folgte von weitem. Mitten im Hof hatte man ein Feuer angezündet, und Petrus setzte sich zu den Leuten, die dort beieinandersaßen. Eine Magd sah ihn am Feuer sitzen, schaute ihn genau an und sagte: Der war auch mit ihm zusammen. Petrus aber leugnete es und sagte: Frau, ich kenne ihn nicht. Kurz danach sah ihn ein Anderer und bemerkte: Du gehörst auch zu ihnen. Petrus aber sagte: Nein, Mensch, ich nicht! Etwa eine Stunde später behauptete wieder einer: Wahrhaftig, der war auch mit ihm zusammen; er ist doch auch ein Galiläer. Petrus aber erwiderte: Mensch, ich weiß nicht, wovon du sprichst. Im gleichen Augenblick, noch während er redete, krähte ein Hahn. Da wandte sich der Herr um und blickte Petrus an. Und Petrus erinnerte sich an das, was der Herr zu ihm gesagt hatte: Ehe heute der Hahn kräht, wirst du mich dreimal verleugnen. Und er ging hinaus und weinte bitterlich."

Gedanken zum Bibeltext

Wenige Stunden zuvor hatte Petrus aus tiefster Überzeugung gesagt: „Herr, ich bin bereit, mit dir sogar ins Gefängnis und in den Tod zu gehen" (Lk 22,33). Viel, ja viel zu viel hatte er sich damals vorgenommen. Niemals wollte er seinen Herrn alleine lassen. Keine Macht dieser Welt, weder äußere Umstände noch der Tod, sollten ihn davon abbringen können, dem, den er liebte, nahe zu sein und ihm zu helfen. Jesus würde nicht alleine leiden müssen! Als Freund bliebe er an seiner Seite und trüge mit ihm das schwere Schicksal. Ja, er war bereit! Petrus hatte das aufrichtig gemeint. Es war ihm wirklich ernst damit. Vermutlich hat es ihm sehr weh getan, als Jesus ihm auf den Kopf zusagte, dass er das nicht durchhalten würde (vgl. Lk 22,34). Hatte er sich zu viel vorgenommen? War er ein Mensch, der in der Stunde der Not einfach nur versagte? Jesus dreht sich zu ihm um und schaut ihn an! Er schaut diesen Petrus an, den er später nach seiner Auferstehung fragen wird: Liebst du mich? Und zu dem er dann sagen wird: „Folge mir nach" (Joh 21,15.19). Jesus verachtet ihn nicht wegen seiner Schwachheit. Er weiß, was es bedeuten kann, angesichts des Todes Angst zu haben, angesichts des Todes an seine Grenzen zu geraten und weit hinter dem zurückzubleiben, was man sich vorgenommen hatte. Der Macht des Todes zu begegnen, kann über die menschlichen Kräfte gehen. Das muss Petrus schmerzlich erfahren. Er ist nicht dort, wo er eigentlich hätte sein wollen, an der Seite von Jesus, mutig, als einer, der in schweren Zeiten nicht zurückschreckt. Stattdessen überkommt ihn Furcht, er weicht aus und versteckt sich auf dem Hof. Diese Reaktion hat verschiedene Gründe. Einer davon hat wohl mit dem eigenen Zurückschrecken vor dem Leid, der Hilflosigkeit und dem Tod zu tun. Er will nicht in die Leidensgeschichte des anderen hineingezogen werden, und so weicht er dem, den er liebt, aus und lässt ihn allein.

Es ist die Scheu vor dem Tod, die zu unserem Menschsein dazugehört. Vor allem Verwandte und Freunde, die während einer schweren Krankheitszeit und dem anschließenden Weg des Sterbens nur hin und wieder zu Besuch kommen, können in sich dieses heimliche Ausweichen vor intensiveren Begegnungen entdecken. Da wird ein Besuch, der längst geplant war, im letzten Moment noch aus unerfindlichen Gründen verschoben. Oder man hat nur kurz Zeit, um am Krankenbett zu sitzen. Manch einer ertappt sich dabei, dass er in der ohnehin kurzen Zeit, die er mit dem Schwerkranken verbrachte, nicht zuhören wollte, sondern versuchte, über alles Mögliche zu reden. Hauptsache, es wurde irgendetwas gesagt, damit nur keine Gesprächspausen aufkamen, in denen dann die Gefühle der Hilflosigkeit, Trauer und Angst ihren Platz gefunden hätten. Wie oft passiert es, dass Schwerkranke vergeblich auf Besuch warten oder die Erfahrung machen, dass gute Bekannte den Kontakt zu ihnen meiden. Die Geschichte der Verleugnung des Petrus zeigt uns etwas von dem, was wir selbst auch erleben können: Menschen weichen einem Todkranken aus. Vielleicht sind es aber nicht nur „die Anderen", vielleicht entdecken wir uns auch selbst in diesem Verhaltensmuster wieder. Das Zurückweichen, das Ausweichen, das Auf-Abstand-Gehen – es sind nicht einfach nur Reaktionen der Lieblosigkeit, sondern Signale dafür, dass wir selbst ein Problem mit der Endgültigkeit unseres Lebens haben.

Gedanken zum Miteinander-Nachdenken
Ein Besuch, der mir besonders viel bedeutete

Die lange Krankheitszeit war schwer zu ertragen. Monatelang war er bereits ausgeschlossen vom normalen Leben, fixiert auf den Tag, an dem die großen Einschränkungen vorüber und vielleicht wieder ein beschwerdefreies Leben möglich sein würde. Aber im Hintergrund schlummerte sie, die Angst davor, dass diese Hoffnungen sich als trügerisch erweisen würden. Tage zwischen Bangen und Hoffen. Tage, die zermürbten und die Gedanken im immer selben Kreislauf gefangen hielten. Die Therapien hatten aus dem stattlichen Mann einen hinfälligen Kranken gemacht. Dünn war er geworden und schwach. Die Nebenwirkungen der Medikamente waren dafür verantwortlich, dass er sich nur wenige Stunden am Tag konzentrieren konnte, manchmal schweiften seine Gedanken ab, und er war nicht imstande, einen Gesprächsfaden wieder aufzugreifen. Er war noch jung, ein

Mann in den Dreißigern, erfolgreich, angesehen im Beruf, sportlich und lebensfroh – bis zu dem Tag, an dem seine Krankheit ausbrach. Viele seiner Freunde ließen ihm Grüße ausrichten, manche schickten Blumen oder ein gutes Buch. Viele ließen sich ihre Geschenke etwas kosten. Aber viele seiner Freunde und Kollegen vermieden die Besuche. Es war einfach zu traurig, mit anzusehen, wie dieser Mann litt. „Was soll ich ihm nur sagen?", so dachte manch einer und ging nicht hin. Später, als er wieder gesund war, sprach er offen über seine Gefühle während der Krankheitszeit. Tagelang hätte er manchmal vergeblich auf Besuche gewartet. Das Alleinsein mit seinen trüben Gedanken und der immer wiederkehrenden Angst seien furchtbar gewesen. „Wenn nur öfter jemand bei mir gewesen wäre", sagte er, „dann hätte ich es besser ertragen." Dann erzählte er von dem Besuch, der ihm noch heute viel bedeutet. Es war der Besuch eines Kollegen. „Er kam, setzte sich und schaute mich an. Er fing nicht gleich an zu reden, sondern schaute mich an, wie ich zusammengesunken vor ihm saß, damit beschäftigt, meinen Teller Brei mühsam zu essen. Er sah mich an und begann zu weinen. Ihm war das peinlich. ,Ich bin doch gekommen, um dich zu trösten. Jetzt sitze ich hier und verliere vollkommen die Kontrolle über mich. Bitte entschuldige.' Ich war selbst überrascht. Aber ich spürte: Da leidet ein Anderer mit mir. Da ist einer ehrlich und spielt mir keine Stärke vor. Er sagte, dass er den Besuch lange hinausgeschoben habe, weil er unsicher war, wie er mir begegnen sollte. Schließlich habe er sich dann doch auf den Weg gemacht. Er hätte mich einfach besuchen und mir sagen wollen, dass ich nicht vergessen sei. Seine Tränen brachte er nicht unter Kontrolle. Mich hat dieser Besuch sehr berührt. Ich war es ihm wert, dass er das Risiko auf sich nahm, vor mir zu sitzen und zu weinen. Ich war es ihm wert, dass er mich trotzdem besuchte und bei mir blieb. Ich war ihm wichtig. Das tat mir unsagbar gut. Seit damals verbindet uns eine tiefe Freundschaft."

„... Sterbebegleitung erfordert ein hohes Maß an eigener Auseinandersetzung mit dem Tod und dem Sterbenden, denn häufig hat das Erleben des Todes und des Sterbens zur Folge, dass eigene Ängste und Schuldgefühle beim Pflegenden geweckt werden, die einen objektiven Umgang mit dem Sterbenden verhindern oder behindern."[10]

Gebet

Herr, lehre mich bedenken,
dass ich sterben muss,
auf dass ich klug werde!
Herr, gib mir Ruhe und Stille,
damit ich mit meiner
Angst vor dem Sterben umgehen lerne.
Gib mir den Mut,
meine Gefühle zuzulassen.
Schaue mich an
mit dem Blick deiner Liebe
und lass mich dein Erbarmen spüren.
Herr, der du die Macht des Todes
überwunden hast,
lass mich deine Herrlichkeit ahnen,
die du deinen Kindern bereitet hast.
Amen.

---

[10] J. Berga – N. Brumberger – J. Schöfberger, Glaubens- und Lebensfragen. Ethik für die Altenpflegeausbildung, Troisdorf 2002, S. 63.

Kapitel 6:

Die Ohnmacht des letzten Weges

Ein Mensch mit Würde

Klein und hilflos –
so sind doch nur Kinder.
Hilfsbedürftig und schwach –
so sind doch nur Kinder.
Unmündig und zu beaufsichtigen –
so sind doch nur Kinder.
Verschmutzt und unordentlich –
so sind doch nur Kinder.
Nein –
ich sage es laut:
Ich darf so sein.
Hilflos und schwach.
Ich darf so sein.
Unselbständig und verwirrt.
„Ja" darf ich zu mir sagen,
weil einer mir meine Würde gibt,
der mich liebt,
der mir das Leben gab
und in Ewigkeit geben will.

Aus dem Lukasevangelium
Kapitel 23, Vers 26

„Als sie Jesus hinausführten, ergriffen sie einen Mann aus Zyrene namens Simon, der gerade vom Feld kam. Ihm luden sie das Kreuz auf, damit er es hinter Jesus hertrage."

Gedanken zum Bibeltext

„Als sie Jesus hinausführten" – nun bestimmen Andere. Jesus ist nicht mehr Herr über das, was mit ihm geschieht. Andere sind es nun, die Entscheidungen über ihn treffen. Jesus, der Sohn Gottes, der Unschuldige, der Sohn des Herrschers über Himmel und Erde – er lässt sie gewähren. Gott gibt seine Macht aus der Hand, um in tiefster Ohnmacht die ganze Realität menschlicher, abgrundtiefer Verlorenheit zu ertragen. Er schultert in seinem Kreuz auch die Ohnmacht und das Ausgeliefertsein des menschlichen Lebens. Schwere Lebenswege sind nur dann zu ertragen, wenn wir am Ende des Weges auf Licht hoffen können. Aber Jesus? Er hatte seinen Jüngern zwar gesagt: Der Menschensohn wird viel leiden, sterben und nach drei Tagen wieder auferstehen. Aber er war der Erste, der diesen Weg zu gehen hatte! Auch er hatte es vorher nicht ausprobieren können. Er sah seine Hinrichtung vor sich. Unerbittlich und unausweichlich stand ihm der Tod vor Augen.
Er erkannte diesen als Feind des Lebens, als Feind Gottes! „Du bist mein lieber Sohn!", mit diesen Worten Gottes im Herzen ging Jesus seinen Weg zur Hinrichtung. Er ging dem Tod entgegen, der über jedes Leben am Ende zu triumphieren glaubt. Er ging mit der Schuld aller Menschen beladen zum Kreuz.
Er ging – in der Hoffnung, dass Gott, der Vater, bei ihm sein werde.

Er ging und erlebte die Macht und Größe Gottes.

Auch wir gehen – beladen mit Schuld.
Auch wir gehen in der Hoffnung, dass Gott bei uns sein werde.
Aber wir gehen im Licht des auferstandenen Christus.

Gedanken zum Miteinander-Nachdenken
Die Ohnmacht

Vor der Hilflosigkeit haben wir modernen Menschen sehr viel Angst. Nicht immer ist damit die Angst gemeint, irgendwann einmal ohne Hilfe dazustehen. Vielmehr fürchten sich die meisten Menschen davor, sich selbst nicht mehr helfen zu können und auf die Hilfe Anderer angewiesen zu sein. Sie fürchten die Abhängigkeit, die ihnen ihre Selbstbestimmung nehmen könnte. Weit verbreitet ist doch das Lebensgefühl: Ich bin ein vollwertiger Mensch, weil ich selbst bestimme und selbst handle. Das eigene Leben in der Hand zu haben – das ist für viele gleichbedeutend mit der Würde ihres Menschseins. So ist die Angst vor der Hilflosigkeit letztendlich die Angst vor der Aufgabe der eigenen Identität. Gerade Menschen, die sehr dominant waren und ihr Leben selbstbestimmt leben konnten, verkraften es schwer, nur noch im Bett zu liegen. Sie fühlen sich oft nutzlos. Manche sprechen es ganz unverblümt aus: „Ich bin doch zu nichts mehr zu gebrauchen." Das heißt mit anderen Worten: Ich bin doch nichts mehr wert. Der Weg des Sterbens (und auch der Weg der Sterbebegleitung) führt uns an diese elementaren Fragen unseres eigenen Lebens heran. Wer bin ich – jenseits meiner Leistungen und meines Ansehens? Wer bin ich, wenn ich nichts mehr tun kann? Ist mein Leben noch wertvoll, wenn ich meine Selbstbestimmung verloren habe? Dies betrifft die Frage nach dem Sinn und Wert des Lebens.

Darauf gibt es keine schnelle und einfache Antwort. Wir werden immer wieder neu um sie ringen müssen.

Ein Weg aus der Ohnmacht

Manch ein schwerkranker Mensch findet auf seinem letzten Lebensweg in der Leidensgeschichte Jesu eine Antwort auf diese persönlichen Fragen. Im Leiden von Jesus erschließt sich die Wahrheit über menschliches Leben: Ich gerate an die Grenzen meiner Existenz. Ich spüre die Gefährdung meines Seins. Ich mache die Erfahrung, dass ich mir nicht selbst ausgeliefert sein muss, sondern eine Beziehung zu Gott finden kann, die mich trägt. Ich erfasse, dass sich im Zerbrechen meines Lebens meine letztendliche Bestimmung erschließt: die Vollendung meines Menschseins.

Für den Sterbenden bedeutet dies, dass er bei allem Abschiedsschmerz für sich persönlich einer Zukunft entgegensehen kann. Er muss am Ende des Lebens nicht vor dem Aus seiner Existenz stehen, vielmehr will Gott ihm das Menschsein zurückgeben, das ihm von Beginn an zugedacht war. Die verbleibende Zeit seines Lebens ist die Zeit, in der er nicht nur Rückschau halten, sondern sich auf diese neue Zukunft vorbereiten wird. Das kann beim Christen durch ein noch bewussteres Glaubensleben und den Empfang der Sakramente geschehen. Bei demjenigen, der im christlichen Glauben nicht so tief verwurzelt ist, kann die Sehnsucht und Suche nach Gott Raum gewinnen und der Kontakt zur Kirche wieder gefunden werden.

Auch für diejenigen, die ihn begleiten, erschließt sich hier eine Quelle des Trostes auf ihrem Weg, der ihnen helfen wird, ins Leben zurückzufinden.

Mut, rechtzeitig die praktischen Fragen zu besprechen

„Ich habe alles mit meinem Mann und den Kindern besprochen. Sie können dann so entscheiden, wie es in meinem Sinne ist. Sie wissen, wie ich alles haben möchte." Die alte Dame wirkte ausgeglichen und fast sogar fröhlich, als sie das der pflegenden Schwester im Krankenhaus sagte. Sie wusste, dass ihre Krankheit schneller als erwartet fortschreiten würde. Der Arzt hatte mit ihr den möglichen Verlauf durchgesprochen. Sie würde ein Schwerstpflegefall werden. Sollten bei der bevorstehenden Operation Komplikationen auftreten, dann müsste sie auch damit rechnen, nicht mehr zuverlässig im Besitz ihrer geistigen Kräfte zu sein. Sie ging erstaunlich offen und gut mit der bevorstehenden Hilflosigkeit um. Immer wieder hatte sie das Gespräch mit ihrem Mann und später dann auch mit den Kindern gesucht. Sie sprach über ihre Ängste, sie redete offen darüber, wie man mit ihr umgehen sollte, wenn sie nicht mehr bei vollem Bewusstsein wäre. „Das war für uns manchmal sehr schwer", sagte ihr Ehemann, „denn eigentlich wollten wir gar nicht wahrhaben, was mit ihr passieren könnte. Da war es oft lästig, wenn sie wieder davon anfing. Aber andererseits waren wir auch froh, denn wir wollten alles in ihrem Sinne machen." Wer hätte gedacht, dass sie auf keinen Fall ein Lätzchen aus Frottee umgebunden haben wollte, sondern immer eine richtige Stoffserviette? „Zieht mir bitte kein weißes Nachthemd an – ich bin doch noch nicht tot!" Auf solche Wünsche kann man nur Rücksicht nehmen, wenn man sie kennt. Manch ein Gespräch drehte sich auch um ernstere Dinge Was sollte geschehen, wenn sie nur noch künstlich ernährt werden könnte? Solch schwerwiegende Fragen lassen sich nicht schnell lösen. Da war es sehr hilfreich, dass der Hausarzt kam und man gemeinsam eine Patientenverfügung erstellte. Der älteren Dame half es, auf diese Weise mit dem drohenden Verlust ihrer Selbstbestimmung umzugehen. Sie wusste sich aufgehoben in der Fürsorge Anderer, die um sie und ihre Wünsche gut Bescheid wussten.

Anregungen für jüngere
schwer kranke und sterbende Menschen

Meist kann man sich auf die Krankheitszeit und die Zeit des Sterbens bei betagten Menschen rechtzeitig einstellen. Bei jüngeren Menschen trifft es die Familien oft unvorbereitet. Obwohl jeder Mensch weiß, wie schnell ein Unfall oder eine Krankheitsdiagnose das Leben aus den gewohnten Bahnen werfen kann, verschiebt man doch gerne die nötigen Weichenstellungen für den „Ernstfall". „Wie gut, dass wir ein Testament hatten", sagte die junge Witwe. So konnte sie als allein Erbberechtigte das Haus verkaufen und mit den Kindern zu ihren Eltern ziehen. „Ich bin so froh, dass unser Sohn bereits in jungen Jahren eine Patientenverfügung hatte. So konnten wir mit den Ärzten reden und in seinem Sinne entscheiden", sagte der Vater eines jungen Mannes, der mit dem Motorrad verunglückt war. Das Sterben zu Hause ist für die meisten Menschen ein inniger Wunsch. Aber nicht immer ist dies für alle Beteiligten der beste Weg, und durch ehrliche Gespräche und Beratung lassen sich für den Einzelfall gelingende Lösungen finden.

Vor allem dann, wenn jüngere Menschen sterben, die Familienväter oder -mütter sind, kann das Sterben daheim eine Belastung für sie selber und ihre Nächsten sein. Oft sind es gerade die Kinder, die bei längerer Krankheit unter der häuslichen Situation leiden. Gerade wenn das Pflegebett im Wohnbereich steht, fehlt ihnen oft ein Rückzugsraum. Als Kinder wollen sie sich mit Freunden treffen und Momente der Ausgelassenheit erleben, um das Leid für einige Zeit vergessen zu können. Diese Normalität ist für ihre bereits im Sterbeprozess beginnende Trauerarbeit wichtig. Aber es sind nicht nur die Kinder, es sind oft auch die sterbenden Menschen selber, die ein hohes Maß an Ruhebedürftigkeit haben. So schön es auch sein mag, wenn man bis zuletzt beieinander sein kann, so gelingt dies heute durch unsere Lebens- und Wohnweise nicht immer. Ärzte, Pflegedienste und Hospize sind gerne bereit, bei diesem Prozess beratend mitzuwirken.

Viele Familien machen in dieser Situation sehr gute Erfahrungen mit stationären Hospizen. Auf Wunsch können Angehörige in den meisten Einrichtungen Gastzimmer bewohnen. Kindern wird somit der Wechsel zwischen der Nähe zum Sterbenden einerseits und der Lebensnormalität andererseits, die sie dringend brauchen, ermöglicht. Ebenso ist es Ehepartnern möglich, auch einmal einige Tage ohne Kinder beieinander zu sein.

Anregungen zu dem, was man im Voraus besprechen kann

- ❖ Patientenverfügung gemeinsam (mit dem Hausarzt) besprechen.
- ❖ Notarielle Vollmachten erstellen und persönliche Vollmachten bei Banken hinterlegen.
- ❖ Testamentarische Verfügungen treffen.
- ❖ Welcher Pflegedienst käme in Frage? Hier kann man bereits vorher Informationen erhalten und sich über Angebote und Preise informieren.
- ❖ Könnte eine ambulante Hospizgruppe hilfreich sein? Unverbindliche Informationsgespräche helfen bei der Entscheidung.
- ❖ Käme als Sterbeort ein stationäres Hospiz in Frage?

❖ Welche Wünsche gibt es für den Begräbnisgottesdienst und die kirchliche Beerdigung?

Pflegende Angehörige müssen auf ihre Bedürfnisse achten

Die Gefühle von pflegenden Angehörigen fahren oftmals Achterbahn. Das ist durch die hohe emotionale und körperliche Belastung ganz normal und verständlich. So gibt es Tage, an denen man sich freut, wenn eine Nachbarin vorbeikommt. Dann tut es gut, sich zusammen in die Küche zu setzen, einen Kaffee zu trinken und miteinander zu reden. Es gibt aber auch Tage, an denen man ganz andere Bedürfnisse hat. Jeder Fremde wirkt dann störend. Am liebsten ist man vielleicht gerade alleine, allein mit seinen Gedanken, allein mit einem guten Buch. Ohne irgendeinen Impuls, der von außen kommt, möchte man den Tag ruhig verbringen und niemanden um sich herum haben. Manche Familien haben auch einen straff durchorganisierten Tagesablauf, um die Anforderungen der Pflege überhaupt bewältigen zu können. Spontane Besuche sind für sie eher eine Belastung. Wichtig ist, dass pflegende Angehörige ihre eigenen Bedürfnisse nach Gemeinschaft und Ruhe wahrnehmen und beachten. Vielen Besuchern, aber auch Angehörigen fehlt zunächst der Blick für die Bedürfnisse der Pflegenden. „Ich habe allen, die meine Frau besuchen wollten, gesagt, dass wir uns darüber sehr freuen. Ich habe sie aber darum gebeten, es vorher mit mir abzusprechen. So konnte ich einen Besuchsplan einrichten. Freunde und Nachbarn meldeten sich an. Es kam auch hin und wieder vor, dass wir uns die Freiheit nahmen, einen Gast kurzfristig auszuladen, vor allem dann, wenn meine Frau schwach war oder wir beide einfach ungestört sein wollten. Ich bin ganz offen damit umgegangen – die meisten haben es auch verstanden und gut gefunden, denn wer dann zu uns kam, wusste, dass er jetzt willkommen war."

Segensbitte in Schwachheit

Gott sei bei dir
in Angst und Unsicherheit.
Er tröste dich,
in Kummer und Sorge.
Er schenke dir,
was du dir selbst
nicht geben kannst:
Wachsendes Vertrauen
mitten in den Anfechtungen und
allem unverstandenen Leid
dieses Lebens.
Er begegne dir in deiner Hilflosigkeit
mit seiner Kraft.
Er erleuchte dein verzagtes Herz
mit der Hoffnung,
dass er auf dich wartet – am Ufer der anderen Welt.

Kapitel 7:

In der Schwäche gehalten sein

Jesus bricht unter dem Kreuz zusammen

Mein Gott, wo bist du?
Mein Gott,
ich schleudere dir mein „Warum" entgegen –
du thronst im Himmel,
während ich hier leide
auf der Erde.
Warum ich,
warum meine Familie?

> Mein Gott,
> ich schleudere dir meine Wut entgegen –
> du thronst im Himmel,
> während ich hier leide
> auf der Erde.
> Mein Leben ist zerstört,
> fremd geworden ist mir alles,
> was mich einst freute.

Mein Gott,
ich schleudere dir meine Hilflosigkeit entgegen –
du thronst im Himmel,
während ich dich brauche
hier auf der Erde
Keiner kann mir helfen,
ich verliere mich selbst.

> Mein Gott,
> ich werfe
> mein ganzes Vertrauen auf dich.
> Du bist in die Tiefen des Lebens hinabgestiegen,
> du bist Mensch geworden,
> auch für mich.

Mein Gott,
ich zerbreche an meiner Not.
Lass mich Hilfe spüren,
umschließe mein Leiden
mit dem Licht deiner Herrlichkeit
Darum bist du auf die Erde gekommen
– du lebst mitten unter uns – auch mit mir.
Amen.

Aus dem Lukasevangelium
Kapitel 23, Vers 26

„Als sie Jesus hinausführten, ergriffen sie einen Mann aus Zyrene namens Simon, der gerade vom Feld kam. Ihm luden sie das Kreuz auf, damit er es hinter Jesus hertrage."

Gedanken zum Bibeltext

Simon – zufällig kam er vorbei, zufällig stand er da. Vermutlich hatte er vorher nichts mit diesem Jesus zu tun gehabt. Er war an diesem Tag seinem normalen Alltagsgeschäft nachgegangen. Möglicherweise hatte er weder Lust noch Zeit, sich mit dem turbulenten Geschehen um ihn herum abzugeben. Vielleicht wollte er sich nur durch die von Menschenmassen verstopften Gassen seinen Weg nach Hause bahnen, vielleicht auch nur einen neugierigen Seitenblick auf das Geschehen werfen. Und dann kam für ihn alles anders, als er es gedacht hatte: Simon wird in gewissem Sinne einbezogen in die Geschichte der Kreuzigung. Er wird Teil einer Geschichte, die zum Heil der Menschheit führt. Er wird gezwungen, das schwere Kreuz zu schleppen. Hier leuchtet etwas von dem auf, was der Apostel Paulus in seinem Brief an die Gemeinde in Galatien schreibt: „Einer trage des anderen Last; so werdet ihr das Gesetz Christi erfüllen" (Gal 6,2). Das heißt: Sei nicht gleichgültig gegenüber dem Nächsten, pack mit an, trage und ertrage! Nicht immer suchen wir uns die Lebenssituationen aus, in denen wir zu „Lastträgern" werden. Manchmal werden wir einfach in sie hineingestellt.

Ent-lasten – Streiflichter

Tapfer war sie. Sie würde es schon alleine schaffen, sagte sie. Schon vier Jahre dauerte der Kampf gegen die schwere

Krankheit. Sie war noch relativ jung und hoffte auf viele weitere Lebensjahre. Aber dann kam der Tag, der allen Zukunftsplänen ein Ende setzte – austherapiert. Wahrheit – Worte – eine Last, die niederdrückte. Eine Last, die allen Lebensmut raubte. Familie hatte sie nicht. Irgendwo weit weg waren vielleicht noch Verwandte – man kannte sich nicht mehr.

Hilflosigkeit – Angst – Alleinsein.

Ihre Freundin nahm sich unbezahlten Urlaub und zog für die letzten Lebenswochen zu ihr. Sie teilte die Last mit ihr – die Last der Einsamkeit, die Last des Abschiednehmens, die Last des als viel zu früh empfundenen Todes, die Last des Schmerzes. Sie half, dies alles zu tragen, indem sie da war, zuhörte, litt, weinte, lachte, schwieg.

***

Mitten in der täglichen Hausarbeit kam der Anruf. Die ehrenamtliche Hospizmitarbeiterin wurde von ihrer Einsatzleiterin angefragt, ob sie für drei Stunden ins Pflegeheim kommen könne. Der ältere Herr, den sie dort seit einigen Monaten betreute, läge im Sterben. Jetzt wurde sie gebraucht. Sie wusste aus der Erfahrung: Viele Sterbende – auch wenn sie medizinisch und pflegerisch gut versorgt sind – haben weniger Angst und weniger Schmerzen, wenn sie sich geborgen und umsorgt wissen, wenn jemand ganz für sie da ist. Diesen Dienst zu tun, war ihr wichtig geworden – es war eine Aufgabe der Mitmenschlichkeit, zu der sie sich nach dem Erwachsenwerden der Kinder entschlossen hatte. So nahm sie ihre Hospiztasche und ging ins Heim. Mehrere Stunden saß sie am Bett des älteren Herrn. Sein Lächeln, als sie sich von ihm verabschiedete, zeigte ihr, dass sie einem Menschen inmitten seiner Not hilfreich gewesen war. Sie hatten kaum ein Wort miteinander geredet, aber sie hatte die Last des letzten Weges mit ihm getragen. Nun waren seine Angehörigen da – und sie konnte sich verabschieden.

***

Sie konnte nicht sterben. Eine junge Mutter, die mit dem Tod rang. Seit Tagen wechselte sich die Familie am Krankenbett ab. Die Ärzte und das Pflegepersonal waren genauso ratlos wie die Angehörigen. Wie konnte man ihr helfen, ihren Frieden zu finden? Irgendetwas schien sie daran zu hindern, aus diesem Leben gehen zu können. Ihre Kinder waren noch klein, ihre Ehe glücklich, aber die schweren Unfallfolgen hatten sie seit Wochen ans Krankenbett gefesselt. Alle Hoffnungen, ihr Leben noch zu retten, waren durch plötzlich aufgetretene Komplikationen zunichte geworden. Wie eine schwere Last schien die Verantwortung für die Kinder auf ihr zu liegen. Wie konnte sie aus dieser Welt gehen, ohne für sie vorgesorgt zu haben? Ihr Mann ahnte, dass sie so fühlte. „Du darfst gehen – ich bin bei unseren Kindern. Bitte sorge dich nicht – ich werde für sie da sein." So versuchte er, ihr diese Last zu nehmen. Später hatte er den Eindruck, dass dies seiner Frau gutgetan hat – mit einem Lächeln habe sie reagiert und sei danach friedlicher gewesen. „Für mich war es unendlich schwer, ihr diesen Abschied zuzusprechen. Ich habe es fast nicht übers Herz gebracht, ihr diese Worte zu sagen. Aber nachher tat es mir gut, denn ich spürte, dass es ihr wohl manches leichter gemacht hat."

Gott segne meine Kinder

Diesen Tag würde sie niemals vergessen. Nun gehörte sie auch zu den vielen zehntausend Frauen, denen jährlich in Deutschland die Diagnose Krebs gestellt wird. Sie war Mutter und ihre Kinder damals noch klein. Als sie geboren wurden, da war ihr klar: Ich werde für sie da sein – egal was passiert. Ich werde meine Kinder behüten. Ich werde alles tun, damit sie eine schöne Kindheit haben und glücklich aufwachsen. Jetzt, da sie krank war, stand sie abends oft an ihren Bettchen und schaute in die schlafenden, träumenden Gesichter. Wie lange würde sie noch für sie da sein können? Würde sie es noch erleben, wie ihre Kinder erwachsen werden? Könnte sie ihnen mit Rat und Tat den Weg ins Leben öffnen? Wie machtlos war sie doch als Mutter. Wie wenig lag wirklich in ihrer Hand. Wie wenig würde aber auch dann in ihrer Hand liegen, wenn sie gesund wäre. Sie erlebte die Grenzen ihrer umsorgenden Mütterlichkeit. Und sie erlebte, was Glaube bedeutet: tiefes Vertrauen, Ruhe und Zuversicht, dass sie und ihre Familie nicht alleine einem blinden Schicksal ausgeliefert sind. Sondern dass Gott im Himmel hier auf Erden ihre Not sieht und ihre Familie in seinem Segen geborgen bleibt.

Dein Weg

Ich gehe mit dir,
ich bin an deiner Seite.
Aber irgendwann
werde ich dir sagen müssen:
Du darfst weitergehen – allein.
Aus Liebe
werde ich es sagen,
damit du getrost dem entgegengehen kannst,
der dich ruft.

Kapitel 8:

Abschiedsworte

Hoffnung

Nicht mehr glauben
an unsere Unmöglichkeit,
sondern nur noch glauben
an seine Möglichkeit!
Nicht mehr sagen:
Ich kann doch nicht
beten, glauben, lieben,
sondern:
Mit dir und durch dich
kann ich es.
Und darum aufstehen
und schlafen gehen,
leben und sterben
mit der Bitte:
Tu, was du versprochen hast!
Komm und hilf meiner Schwachheit auf.
Auf dein Versprechen
will ich heute neu anfangen
zu beten, zu glauben, zu lieben
und zu hoffen.

Helmut Gollwitzer [11]

---

[11] Evangelische Landeskirche in Württemberg (Hrsg.), Evangelisches
Gesangbuch. Für Gottesdienst Gebet Glaube Leben. Antwort finden
in alten und neuen Liedern, in Texten und Bildern, Stuttgart 1996, S.
723.

Aus dem Johannesevangelium

Kapitel 19, Verse 25-27

„Bei dem Kreuz Jesu standen seine Mutter und die Schwester seiner Mutter, Maria, die Frau des Klopas, und Maria von Magdala. Als Jesus seine Mutter sah und bei ihr den Jünger, den er liebte, sagte er zu seiner Mutter: Frau, siehe, dein Sohn! Dann sagte er zu dem Jünger: Siehe, deine Mutter! Und von jener Stunde an nahm sie der Jünger zu sich."

Gedanken zum Bibeltext

Soldaten, Lärm, drei Gekreuzigte, die gaffende Menge, wildes Durcheinander, laute Stimmen. All das nehmen sie wohl kaum wahr – der eine Mann und die vier Frauen, die unter dem mittleren Kreuz stehen, um dem Menschen, den sie lieben, in seinen letzten Lebensstunden nahe zu sein. Wieder einmal hatte eine Kreuzigung vor den Stadtmauern Jerusalems stattgefunden. Außer den Wachsoldaten waren sie die einzigen, die ganz nah beim Gekreuzigten geblieben waren. Seine Mutter, sein Freund, seine Tante und eine Weggefährtin. Sie harrten bei ihm aus. Entsetzt, gebeugt vom Schmerz, vielleicht am Ende ihrer seelischen Kraft. Inmitten dieser bedrückenden Szenerie ereignet sich nun eine der schönsten Begegnungen, von der in der Bibel berichtet wird. Worte wie Fürsorge, Liebe, Barmherzigkeit und Neuanfang werden hier Wirklichkeit und verändern das Leben. Der sterbende Jesus sieht das Leid seiner Mutter Maria. Es ist wohl nicht nur der Abschiedsschmerz, der ihr ins Gesicht geschrieben steht. Es ist die Fassungslosigkeit darüber, wie sich die Worte des Propheten Simeon nun in letzter Konsequenz erfüllen: „Dir selbst aber wird ein Schwert durch die Seele dringen" (Lk 2,35). Im äußersten Schmerz steht sie da und stimmt den unbegreiflichen Wegen Gottes zu. In ihrem Herzen verdichtet sich noch einmal die ganze gemeinsame Lebensgeschichte mit Jesus. Sie mag die Verkündigungsworte des Engels noch im Ohr haben, die Ergriffenheit spüren, als die Hirten kamen, um das Kind anzubeten. All dies hatte sie in ihrem Herzen bewahrt (vgl. Lk 2,19) und sich voller Gottvertrauen auf diesen ungewöhnlichen und für sie nicht immer verständlichen Weg mit Jesus gemacht. Der Bote Gottes hatte damals zu ihr gesagt, mit Jesus würde Gott eine ewige Friedensherrschaft aufrichten (vgl. Lk 1,34f). War dieser grausame Tod nun das Ende? Jesus schaut sie an – er sieht ihr ins Herz und erkennt ihren Schmerz und ihre vielen Fragen. Vordergründig erkennen wir, dass Jesus ihre Verzagtheit und Trauer sieht. Er weiß, dass sie in ein neues, eigenes Leben zurückkehren muss. Das war damals nicht leicht für eine verwitwete Frau. Hier standen Existenzfragen auf dem Spiel: Wie soll es mit mir weitergehen? Wer wird für mich sorgen? Wer wird mich rechtlich schützen? „Frau, siehe, dein Sohn!", „Siehe, deine Mutter!" (Joh 19,26f). Jesus schafft ihr einen neuen Lebensraum, der ihr Halt und auch Sicherheit für die Zukunft gibt. Hintergründig aber erkennen wir ein viel tieferes Geheimnis dieser Begegnung am Kreuz. Es ist ein zeichenhaftes Wort, ein zeichenhaftes Handeln. Im Sterben Jesu und in seiner Auferstehung wird sich das erfüllen, was Gott uns Menschen schenken möchte: die ewige Gemeinschaft mit ihm, „Ihr sollt meine Söhne und Töchter sein" (2 Kor 6,18). Jesus ermöglicht uns in seiner Selbsthingabe diesen Weg zu Gott. „Es ist vollbracht", dieses Geheimnis seiner Sendung wird er wenig später im Sterben ausrufen. Der Weg zu Gott ist frei – für jeden. Wie wir diesen Weg finden können, zeigt uns Maria in ihrem Vertrauen auf Gott, in ihrer Selbsthingabe: „Mir geschehe, wie du gesagt hast" (Lk 1,38). So deutet sich in dieser Szene am Kreuz an, wie wir Menschen den Weg des Glaubens gehen können: Am Anfang steht unser vertrauensvolles „Ja" zu Gott. Mit unserem ganzen Leben lassen wir uns auf diese innigste aller Beziehungen ein, die in der Zerrissenheit unseres irdischen Lebens, inmitten aller Anfechtungen und Freuden des Alltags beginnt und dort auch gelebt wird. Das Leben bekommt eine neue Ausrichtung, ein neues Ziel. Die katholische Theologie versteht Maria deshalb als Mutter aller Glaubenden. „Siehe, deine Mutter"; dieses Wort Jesu wird zuerst zu Johannes gesagt, um dann später seine Gültigkeit für jeden zu haben, der sich auf den Glaubensweg rufen lässt. Am Anfang wissen auch wir nicht, was uns auf diesem Weg mit Gott und der Kirche alles wiederfahren wird, wir haben keine Verheißung dafür, dass wir ein angenehmes, sorgenfreies Leben führen oder vor Krankheit und Notzeiten bewahrt werden. Das einzige, worauf wir zuversichtlich vertrauen dürfen, ist, dass wir einmal den Weg Jesu durch den Tod hindurch in die Auferstehung gehen werden. Begleitet und gestärkt durch seine Gegenwart.

Gedanken zum Miteinander-Nachdenken
Fürsorge – ein Zeichen der Liebe

„Der Schmerz des Abschieds wohnt im ganzen Haus, durchfließt alles, was wir tun und denken", so formulierte es ein Mann, der nach Jahren der Pflege wusste, dass die letzten gemeinsamen Tage mit seiner Frau angebrochen waren. Er konnte sich den Gefühlen des Abschieds ganz überlassen, da die Fragen, wie es nach dem Tod seiner Frau weitergehen könnte, geklärt waren. Aber wie oft bedrücken ungelöste Zukunftsfragen die Zurückbleibenden. Kann ich hier noch in unserem Häuschen wohnen bleiben, wenn meine Frau gestorben ist? Wer kümmert sich um mein Essen und um den Haushalt? Werde ich in ein Heim umziehen müssen? Wie soll ich ohne meinen Mann die ganzen bürokratischen Dinge regeln? Wie komme ich finanziell zurecht? Oft wird ein getrösteter Abschied durch Existenzängste behindert. Es ist nicht leicht, inmitten der Trauer diese praktischen Fragen des Weiterlebens zu beantworten. Manch ein Mensch sträubt sich dagegen und will sich ein Leben ohne den geliebten Partner überhaupt nicht vorstellen. Dennoch ist es wichtig, einfühlsam diese Dinge anzusprechen und die Weichen für ein gelingendes Weiterleben behutsam zu stellen.

Du bist frei

„Eine Szene unseres langsamen Abschiednehmens werde ich nie vergessen", sagte der Mann. „Ich saß wie immer neben ihrem Bett. Wir haben sogar noch miteinander gelacht und uns schöne Erlebnisse aus den vergangenen Jahren erzählt. Da nahm meine Frau auf einmal ihren Trauring in die Hand. Sie hatte ihn bislang immer auf dem Nachttisch liegen, weil sie ihn wegen der vielen Infusionen nicht mehr tragen durfte. Sie legte den Ring liebevoll in meine Hand. ‚Ich möchte ihn dir zurückgeben – ich habe ihn immer gerne getragen, nun möchte ich ihn dir in Liebe geben und dir sagen, dass du nach meinem Tod frei bist.‘ Sie hat mich dabei liebevoll lächelnd angesehen." Damals hatte ihn diese Szene völlig unvorbereitet getroffen und auch seltsam berührt. Erst Jahre später, als er wieder heiratete, sei es ihm bewusst geworden, wie gut es war, dass seine erste Frau dieses Thema angesprochen hatte. Er fühlte sich wirklich freigegeben für ein glückliches Leben mit einer neuen Partnerin.

Fürchte dich nicht

Gott – mitten hinein
in die Schatten unserer Angst
rufst du mir zu:
„Fürchte dich nicht!"
Du versprichst mir
Zuversicht
mitten in meiner Verzweiflung,
Aufbruch
inmitten meiner Resignation,
Mut
trotz aller Bedrängnis.
„Fürchte dich nicht!",
rufst du, Gott,
mir zu.
Die Angst hat nicht
das letzte Wort.
Du, mein Gott, öffnest mir
in Christus Leben.
Darum lädtst du mich ein:
‚Fürchte dich nicht!"

Kapitel 9:

Der letzte Augenblick

Jesus stirbt

Jesus stirbt am Kreuz
Du stirbst tausend Tode.
Du fühlst dich von Gott
und allen Menschen verlassen.
Selbst deine Lebenskraft
lässt dich jetzt im Stich.
Eine unbeschreibliche Angst
überkommt dich.
Angst, größer als das höchste Ideal,
das du jemals hegtest.
Und endlich ergibst du dich.
An die Kraft und Mächte,
die größer sind als du.
Du gibst dich selbst aus den Händen.
Du hast nichts mehr zu verlieren.[12]

---

[12] Thur Borgers – Marlies Huveneers, Ein Kreuzweg mit Stationen von Leo Dortants, Utrecht 1999, S. 20.

Aus der Heiligen Schrift
Vgl. Lk 23,44-46; Mk 15,33b-34; Joh 19,30

Es war etwa um die sechste Stunde, als eine Finsternis über das ganze Land hereinbrach. Sie dauerte bis zur neunten Stunde. Und in der neunten Stunde rief Jesus mit lauter Stimme: Eloï, Eloï, lema sabachtani?, das heißt übersetzt: Mein Gott, mein Gott, warum hast du mich verlassen? Die Sonne verdunkelte sich. Der Vorhang im Tempel riss mitten entzwei, und Jesus rief laut: Vater, in deine Hände lege ich meinen Geist. Ein Gefäß mit Essig stand da. Sie steckten einen Schwamm mit Essig auf einen Ysopzweig und hielten ihn an seinen Mund.

Als Jesus von dem Essig genommen hatte, sprach er: Es ist vollbracht! Und er neigte das Haupt und gab seinen Geist auf.

Gedanken zum Bibeltext

Die letzten Stunden im Leben Jesu werden von den Evangelisten unterschiedlich berichtet. Für manche Menschen ist dies ein Beweis dafür, dass alles in Wirklichkeit anders gewesen sei und wir es hier mit den Konstruktionen und dichterischen Freiheiten der Nachwelt zu tun hätten. Aber ist das wirklich so? Liegt nicht gerade darin die Glaubwürdigkeit der Bibel, dass die Berichte eben nicht einander angeglichen wurden. Ganz bewusst nahm man die Verdächtigungen in Kauf und blieb bei dem jeweils eigenen Bericht. Jeder der Evangelisten hat einen anderen Blickwinkel und will etwas anderes in den Vordergrund seiner Überlieferung setzen. Wenn wir uns entscheiden, das so hinzunehmen, dann entfalten sich die Texte so, dass sie einander ergänzen. Jesus erlebt sein Sterben nicht als das sanfte Hinübergleiten in eine andere Welt. Er, der doch der Sohn Gottes ist und in engster

Beziehung zu Gott, seinem Vater, lebt, bietet uns kein Beispiel für einen leichten, schönen Tod. Nein – er erlebt auch in seinem Tod die schrecklichen und dunklen Seiten des Menschseins. Er erlebt sein Sterben wie es millionenfach geschieht – in Angst, im Gefühl der Selbstaufgabe und dennoch im Vertrauen. Er geht seinen letzten Weg in dieser Zwiespältigkeit. Auch der schlimmste und schwerste Tod ist ihm, dem Christus, dem Gesalbten Gottes, nicht fremd. Er kommt uns nahe, wenn wir an unsere Grenzen stoßen. Jesus versteht uns, er kennt unsere Empfindungen. Dunkelheit umgibt ihn – nicht nur innerlich, sondern auch äußerlich. Mitten am Tag, als die Sonne ihren Höchststand erreicht hat, beginnt die Finsternis. Sie hält an – während er leidet. Kein Licht scheint ihm zu leuchten. Drei Stunden lang Finsternis um ihn herum.

Die Dunkelheit – sie steht im Alten Testament auch für das Empfinden der Gottesferne, für die letzte Verlassenheit, in der ein Mensch nicht nur keine anderen Weggefährten um sich weiß, sondern auch Gott nicht mehr spürt. Es ist die Angst, diese Beziehung, die einzige, die ein neues Leben ermöglicht, verloren zu haben. Die Angst, wirklich allein zu sein: „Mein Gott, mein Gott, warum hast du mich verlassen?" Diese Worte aus Psalm 22 brechen aus seinem Innersten hervor. Fromme Juden pflegten so zu beten, wenn sie keinen Ausweg mehr sahen, wenn der Tod ihnen unmittelbar bevorstand. Diese Angst vor dem Tod trägt auch das Wissen um die menschliche Unzulänglichkeit und Schuld. Es ist die Erkenntnis, dass kein Mensch vor Gott bestehen kann und dass es nicht in den Möglichkeiten des Menschen selber liegt, sich eine Zukunft jenseits dieses Lebens zu schaffen. All das ist gemeint, wenn hier von Dunkelheit die Rede ist. Am Ende der Finsternis, am Höhepunkt des Leidens geschieht dann aber das Unfassbare: Der Vorhang im Tempel zerreißt. Dies ist ein äußeres Zeichen dafür, dass Gott selbst in das Geschehen eingreift. Der Vorhang im Tempel trennte das Allerheiligste, den Raum, in dem Gottes Gegenwart anwesend war, von dem Bereich, in dem Menschen sich aufhalten durften. Lediglich einmal im Jahr war es dem Hohepriester – und nur ihm – erlaubt, diesen heiligen Raum zu betreten. Gott und Mensch waren getrennt. Die Trennung zwischen Gott und Menschen ist nun aufgehoben. Der unmittelbare Blick auf Gott, der Zugang zu ihm, wird frei. Jetzt ist alles vollbracht. Jesus hat sein Rettungswerk beendet. Jedem, der ihm im Glauben nachfolgen wird, kann nun den gleichen Weg gehen. „Vater, in deine Hände lege ich meinen Geist." Jetzt ist alles vollbracht. Jesus weiß nun, wohin er geht. Der Himmel steht ihm offen. Er kann sein Leben voller Vertrauen in Gottes Hände legen. Am Ende des Todeskampfes steht nicht das „Aus". Am Ende berühren sich Erde und Himmel. Am Ende löst sich der Blick von mir und aller Last des Erdenlebens und ich werde Gott schauen in seiner Herrlichkeit. Der Tod ist nicht das Letzte, das es über Gott und Mensch zu sagen gibt. Und dennoch: Wir können nicht vom Licht des Lebens oder von der Auferstehung reden, ohne vorher vom Tod gesprochen zu haben. Wir können nicht in die Herrlichkeit Gottes eintauchen – ohne zuvor gestorben zu sein.

Der Tod, so heißt es beim Apostel Paulus ist „der Lohn der Sünde" (Röm 6,23a). Er ist die Konsequenz des Ungehorsams des ersten Menschen gegenüber Gott, die Konsequenz aus menschlicher Lebensführung und Gedanken, die nicht zur Heiligkeit Gottes passen und uns von ihm trennen. Im Sterben oder auch in schwerer Lebensnot wird diese Wahrheit des Lebens vielen Menschen erst bewusst. Jedoch muss es nicht bei diesem Erschrecken bleiben. Der Glaube erschließt hier eine Wahrheit, die der Apostel Paulus so ausdrückt „… die Gabe Gottes aber ist das ewige Leben in Christus Jesus, unserem Herrn" (Röm 6,23b). Diese Worte weisen auf das hin, was im Leiden und Tod Jesu geschehen ist: Jesus stirbt den Tod, den alle Menschen durch ihre Unzulänglichkeit verdient hätten. Aber er bleibt nicht im Tod – er wird durch Gottes Handeln sein Überwinder. Durch Jesu leibhaftige Auferstehung wird dem Tod seine Macht und Endgültigkeit genommen. Jesus tat dies nicht für sich allein – Gott ließ ihn durch den Tod hindurch in seine Herrlichkeit zurückkehren, damit alle, die an ihn glauben, den gleichen Weg gehen können.

„Schaut doch, ich sehe den Himmel offen" (Apg 7,56) – so konnte Stephanus kurz vor einem Tod sagen. Er hatte diesen gnädigen Gott in seinem Leben gefunden, er hatte zu ihm beten gelernt: Mein Vater im Himmel. Er war ein Kind Gottes. Nun hatte er im Tod diese verheißene Herrlichkeit vor Augen.

Weil Gott in tiefster Nacht erschienen

Weil Gott in tiefster Nacht erschienen,
kann unsre Nacht nicht traurig sein!
Der immer schon nahe war,
stellt sich als Mensch den Menschen dar.

Weil Gott in tiefster Nacht erschienen,
kann unsre Nacht nicht traurig sein!
Bist du der eignen Rätsel müd?
Es kommt, der alles kennt und sieht!

Weil Gott in tiefster Nacht erschienen,
kann unsre Nacht nicht traurig sein!
Er sieht dein Leben unverhüllt,
zeigt dir zugleich dein neues Bild.

Weil Gott in tiefster Nacht erschienen,

kann unsre Nacht nicht traurig sein!
Nimm an des Christus Freundlichkeit,
trag seinen Frieden in die Zeit!

Weil Gott in tiefster Nacht erschienen,
kann unsre Nacht nicht traurig sein!
Schreckt dich der Menschen Widerstand,
bleib ihnen dennoch zugewandt![13]

Gedanken zum Miteinander-Nachdenken
Was wird danach sein

Seelsorger und Hospizmitarbeiter sprechen von einer über-
einstimmenden Erfahrung: Auf dem Sterbebett suchen fast
alle Menschen das Gespräch über Jenseitshoffnungen. Dies
sei umso erstaunlicher bei denen, die bisher kein religiöses
Interesse erkennen ließen. Viele von ihnen knüpfen nun an
Glaubensinhalte an, die ihnen aus der Kindheit vertraut sind.
Die beiden folgenden Geschichten haben sich tatsächlich
ereignet.

Ich suche meinen Weg zu Gott im Gebet

Herr A. war ein erfolgreicher Unternehmer gewesen. Hochbetagt lebte er seit einigen Jahren mit seiner Frau im Pflegeheim. Während sie an fortschreitender schwerer Demenz litt,
erfreute er sich einer hohen geistigen Vitalität. Obwohl er
auf den Rollstuhl angewiesen war, nahm er gerne an den
Aktivitäten teil, die das Heim ihm bot: Diavorträge, Singen,
Spielenachmittag. Herr A. war immer dabei. Er war bekannt
als fröhlich, gesprächig und zugänglich – nur nicht für Reli-

---

[13] Dieter Trautwein, Weil Gott in tiefster Nacht erschienen, in: EG, Nr.
56, S. 141.

giöses. Die Altenheimseelsorgerin hatte er gleich nach ihrem ersten Besuch abgelehnt. Nett sei sie ja schon, aber Religiöses könne er gar nicht brauchen! Trotzdem entspann sich zwischen beiden ein wöchentlicher Kontakt, der auf einer klaren Vereinbarung beruhte: Keine religiöse Themen! Sie dürfe das nicht persönlich nehmen – aber Kirche sei nicht sein Ding, sagte er. Seit Jahren pflegten sie nun ihre wöchentliche Besuchszeit. Eines Morgens war sie wieder im Heim unterwegs, als eine Mitarbeiterin dringend nach ihr suchte. „Auf Station 4 möchte ein Mann beten, es steht sehr schlecht um ihn. Wir wissen nicht, was wir da tun sollen. Kommen Sie bitte schnell." Während sie über die Flure eilte, fragte sie sich, wer wohl dieser Mann sein könne. Dass es Herr A. war – darauf wäre sie nie gekommen. Sie beteten gemeinsam das Vaterunser. Herr A. hatte es sich ausdrücklich gewünscht. Sie saß neben ihm, betete laut, und er bewegte seine schwachen Lippen. „Und vergib uns unsere Schuld, wie auch wir vergeben unsern Schuldigern ..." – „Halt!" Er wollte eine Unterbrechung. Mit leiser Stimme sprach er über Dinge in seinem Leben, die ihn belasteten. „Ich kann das nicht mit hinübernehmen." Er wusste, dass er sterben würde, aber so wollte er nicht gehen. „Sie können jetzt auch in der Stille alles vor Gott aussprechen, was Sie bedrückt und bewegt – er hört Sie", sagte die Seelsorgerin. Es war eine lange und tränenreiche Stille. Gemeinsam baten sie Gott um seinen Segen. Danach beteten sie das Vaterunser zu Ende. Herrn A. war wenige Stunden vor seinem Tod bewusst geworden, dass er ohne eine Beziehung zu Gott seinen ewigen Frieden nicht finden würde. Das Gebet tat ihm gut. Leider blieb keine Zeit für die Beichte bei einem Priester und die anderen Sakramente (Krankensalbung, Eucharistie) am Ende des Lebens. Sicherlich hätte ihm das noch mehr Trost und auch Zuversicht in seinen letzten Stunden geben können. Herr A. starb noch am gleichen Tag.

Gott sucht den Menschen

Sie war in einem religiösen Elternhaus aufgewachsen. Ihre Kindheit war überschattet vom frühen Tod des Vaters. Sie und ihre fünf Geschwister wuchsen in ärmlichen Verhältnissen auf. Sie heiratete früh, ihr Mann verdiente gut, aber dann raubte der Krieg ihren bescheidenen Wohlstand. Die Kriegsgefangenschaft riss die junge Familie auseinander, sie musste allein mit den Kindern nach Westdeutschland fliehen. Nach Jahren kehrte ihr Mann zurück. Nun arbeiteten sie hart, um sich eine gesicherte Existenz aufzubauen. Die Ehe zerbrach. Inzwischen war sie alt geworden und blickte auf ein Leben zurück, das – wie sie sagte – ihr nichts geschenkt habe. Vielleicht lag es an ihrer Lebensgeschichte, dass sie von Religion nichts hielt. „Man lebt, und nach diesem Leben kommt nichts, dann ist alles einfach vorbei", das war ihre Lebenseinstellung. Als sie schwer krank wurde, sagten ihr die Ärzte, dass ihr vielleicht noch einige Monate Lebenszeit bleiben würden. Lebensverlängernde Maßnahmen wollte sie nicht, sie wünschte sich nur noch, in Ruhe die restliche Zeit zu verleben, solange wie möglich zu Hause zu sein und schmerzfrei zu sterben. Dann kam der Tag an dem sie – wie so oft – an ihrem Küchentisch saß. Eine Freundin war zu Besuch gekommen. Sie sprachen über viele gemeinsame Lebenserinnerungen und über die Angst vor dem Tod. Unvermittelt erzählte die alte Dame: „Ich hatte einen Traum. Ich sah vor mir meine alte Kinderbibel, und hinter mir stand Gott. Er umarmte mich liebevoll. Ich wusste, dass er es war – auch wenn ich ihn nicht sehen konnte." Er beugte sich zu mir und sagte: „Das reicht nicht." Die Freundin fragte nach: „Wie deutest du diesen Traum?" Sie bekam folgende Antwort. „Ich weiß, dass es diesen Gott und auch ein Leben nach dem Tod wirklich gibt, aber so wie ich gelebt habe, werde ich es nicht bekommen." Sie empfand diesen Traum nicht als bedrohlich, sondern als Chance, ja sogar als eine innere Befreiung. Die beiden Frauen sprachen noch lange, und nicht nur an diesem Tag, über den Glauben. Die alte Dame fand ihren ganz eigenen Weg, sich diesem Gott, der ihr so nachgegangen war, anzuvertrauen. Sie wusste sich geliebt – auch über die Grenzen dieser Welt hinaus. Sie spürte, wie sie es nannte, die Entlastung von Schuld, die sie im Leben auf sich geladen hatte. Sie erkannte, dass es nicht nur dieses sichtbare Leben gibt, sondern auch eine unsichtbare Wirklichkeit, die sie bisher außer Acht gelassen hatte. Sie sah, wie dieser Gott sie durch ihren schweren Lebensweg hindurch begleitet und geliebt hatte. Jesus öffnete ihr den Blick und die Tür in diese andere Welt. In ihrem schweren Todeskampf faltete sie – so schilderte es später eine Angehörige – oft die Hände und sprach, obwohl sie nicht mehr bei klarem Bewusstsein war: „Lieber Gott, hilf mir." Ihre Familie verstand das nicht, denn religiös sei sie doch niemals gewesen.

Aus dem Lukasevangelium
Kapitel 23, Verse 39-43

„Einer der Verbrecher, die neben ihm hingen, verhöhnte ihn: Bist du denn nicht der Messias? Dann hilf dir selbst und auch uns! Der andere aber wies ihn zurecht und sagte: Nicht einmal du fürchtest Gott? Dich hat doch das gleiche Urteil getroffen. Uns geschieht recht, wir erhalten den Lohn für unsere Taten; dieser aber hat nichts Unrechtes getan. Dann sagte er: Jesus, denk an mich, wenn du in dein Reich kommst. Jesus antwortete ihm: Amen, ich sage dir: Heute noch wirst du mit mir im Paradies sein."

Meditation:
Der Schächer am Kreuz

Die Passionsgeschichte Jesu hat den Menschen im Blick, der im Angesicht seines eigenen Sterbens genau diese Frage für sich beantworten muss: Gibt es für mich das ewige Leben? Das ist keine moderne Fragestellung. Sie gehört zum Menschsein untrennbar dazu. Sie ist eine ganz persönliche Frage, die auch jeder oder jede nur ganz persönlich für sich beantworten kann. Mit Jesus wurden noch zwei andere Männer gekreuzigt. Auch sie hatten den Tod vor Augen. Der eine lässt seiner Aggression darüber, dass er offensichtlich keine Chance mehr hat, dem nahen Tod zu entkommen, freien Lauf. Der andere begreift, dass es an der Schwelle des Todes um die Frage nach dem ewigen Leben geht. „Hast du nicht einmal jetzt Ehrfurcht vor Gott, da du den Tod vor Augen hast?" Er kann diesem Gott nicht mehr ausweichen. Er ahnt, wie schuldbeladen er vor ihm stehen wird. Er erkennt, dass Jesus die Tür zum Himmel ist (vgl. Joh 10,9). Antoine de Saint-Exupéry sagt so treffend: „Man sieht nur mit dem Herzen gut."[14]

Dieser Mann am Kreuz sieht und erkennt in seinem Herzen, dass Jesus auf dem Weg in die himmlische Herrlichkeit Gottes ist. Er sieht auch, dass für uns Menschen dort ein Platz ist. Er sieht, dass nur Jesus uns zu diesem Platz führen kann. „Jesus, denk an mich, wenn du in dein Reich kommst." Jesus antwortet ihm: „Heute noch wirst du mit mir im Paradies sein."
Die sakramentale Sterbebegleitung bzw. der sogenannte „Versehgang" bei katholischen Christen (Beichte, Kran-

---

[14] Antoine de Saint-Exupéry, Der kleine Prinz, Düsseldorf [63]2006, S. 72.

kensalbung, Eucharistie) unterstützen und begleiten einen Menschen in diesen entscheidenden Fragen und Hoffnungen am Lebensende.

Aus dem Johannesevangelium
Kapitel 3,16

„Denn Gott hat die Welt so sehr geliebt, dass er seinen einzigen Sohn hingab, damit jeder, der an ihn glaubt, nicht zugrunde geht, sondern das ewige Leben hat."

Kapitel 10:

Den Abschied gestalten

Jesus wird ins Grab gelegt

Ein Abschied in Liebe

Nun ist es geschehen –
der letzte Atemzug.
    Du bist fort.
Kein Wort mehr, kein Blick, kein Händedruck, kein Kuss.
    Du bist fort.
Ich lasse deine Hand los,
möchte dir noch so viel sagen,
möchte dir meine Liebe zeigen.
    Du bist fort.
So umarme ich dich – ein letztes Mal –,
schließe dir deine so lieben Augen,
umfasse deine Hände.
    Du bist fort.
Aber noch kann ich dich berühren
und dir so meine Liebe zeigen.
Ich kann deinen geschundenen Leib zur Ruhe betten,
dich kleiden mit deinem letzten Gewand.
    Du bist fort.
Ich aber sitze noch bei dir
in der Stille meiner Gedanken,
bis mein Herz leer ist vom Schmerz.
    Du bist fort.
Wenn du aus diesem Raum hinausgetragen wirst,
dann möchte ich dir sagen können:
Gehe in Frieden.

Aus dem Lukasevangelium
Kapitel 23, Vers 50 bis Kapitel 24, Vers 1

„Damals gehörte zu den Mitgliedern des Hohen Rates ein Mann namens Josef, der aus der jüdischen Stadt Arimathäa stammte. Er wartete auf das Reich Gottes und hatte dem, was die anderen beschlossen und taten, nicht zugestimmt, weil er gut und gerecht war. Er ging zu Pilatus und bat um den Leichnam Jesu. Und er nahm ihn vom Kreuz, hüllte ihn in ein Leinentuch und legte ihn in ein Felsengrab, in dem noch niemand bestattet worden war.

Das war am Rüsttag, kurz bevor der Sabbat anbrach. Die Frauen, die mit Jesus aus Galiläa gekommen waren, gaben ihm das Geleit und sahen zu, wie der Leichnam in das Grab gelegt wurde. Dann kehrten sie heim und bereiteten wohlriechende Öle und Salben zu. Am Sabbat aber hielten sie die vom Gesetz vorgeschriebene Ruhe ein. Am ersten Tag der Woche gingen die Frauen mit den wohlriechenden Salben, die sie zubereitet hatten, in aller Frühe zum Grab."

Gedanken zum Bibeltext

Alles musste schnell gehen – zum Trauern blieb keine Zeit. So war es bei der Beerdigung von Jesus. Gerade noch rechtzeitig, kurz vor Beginn des Sabbats, an dem alle Arbeit ruhen musste, hatten sie es geschafft, Jesus in die Grabeshöhle zu legen. In Windeseile war der Leichnam vom Kreuz genommen, mit den damals üblichen Duftkräutern in ein Leichentuch gewickelt und in die nächste Grabhöhle gelegt worden. Alles war sehr schnell gegangen. Nun war es vorbei. Der Alltag schien bald wieder sein Recht einzufordern, das Leben musste nach der Sabbatruhe trotz allem Schmerz wieder weitergehen. Nein – so war es nicht. Jedenfalls nicht bei den Frauen, die von ferne dem Leiden und Sterben Jesu zugese-

hen hatten. Jahrelang waren sie mit Jesus durch Galiläa gezogen, und nun fehlte ihnen das letzte Stück des gemeinsamen Weges. Ihnen fehlte der Abschied. So bereiten sie eiligst
noch vor Sonnenuntergang Öle, die zum damals üblichen
Begräbnisritual nötig waren. Den Leichnam mit kostbarem
Öl zu salben, das ist der innige Wunsch der Frauen, die sich
am Ostermorgen auf den Weg machen. Sie wollen dem Verstorbenen noch einmal nahe sein, möchten ihm ihre Liebe
zeigen, möchten an seinem Grab weinen und klagen. Ob sie
den schweren Stein wegrollen können, der vor dem Eingang
der Grabhöhle liegt? Ob es Sinn macht, einen in Leintücher
eingewickelten Leichnam zu salben? All diese Fragen sind
ihnen überhaupt nicht wichtig. Sie wollen das tun, wozu es
sie von Herzen drängt. Sie wollen ihrer Liebe und ihrer
Trauer freien Lauf lassen. Kopflos kommen sie uns vor –
diese Frauen. Aber sie brauchen diesen Abschied, um weiterleben zu können.

**Gedanken zum Miteinander-Nachdenken
Der verlorene Abschied**

„Ich würde das nie mehr so machen", sagte eine junge Frau.
Ihre Erfahrungen spiegeln das wider, was viele Menschen so
oder ganz ähnlich erlebt haben. Menschen, denen in der
nachfolgenden Trauerzeit bewusst wurde, dass ihnen das
konkrete Abschiednehmen gefehlt hat. Sie erinnert sich: „Es
ging alles so schnell. Noch am Abend vorher hatten wir uns
für den nächsten Tag verabredet. Vater war seit seinem
Schlaganfall ans Bett gefesselt. Er war hochbetagt, und wir
wussten, dass er bald sterben würde. Aber dass alles so
schnell gehen könnte, damit hatte niemand gerechnet. Als
meine Mutter frühmorgens bei uns anrief, war sie ganz außer
sich. Sie sagte, Vaters Allgemeinzustand habe sich ver-
schlechtert, der Arzt sei da, und wir müssten mit dem

Schlimmsten rechnen. Ich fuhr sofort los. Ich wollte mich doch noch von Vater verabschieden! Als ich ankam, lebte er noch. Vielleicht hat er es auch noch bemerkt, dass wir alle um sein Bett herumstanden. Aber er konnte nicht mehr reden, und sein Blick war irgendwie ganz abwesend. Dann atmete er immer schwerer. Der Arzt sagte, dass er keine Schmerzen habe, und dann schlief Vater sanft ein. Es ging so schnell – ich konnte das gar nicht recht fassen. Über mehrere Monate hatte meine Mutter ihn nun zu Hause gepflegt, und jetzt war er tot. Ich konnte meine Gefühle nicht ordnen. Noch nie war ich bei einem Toten gewesen. Der Arzt stellte den Totenschein aus. Ich räumte noch schnell die Medikamente, Handtücher, Trinkbecher und was sonst herumlag, beiseite. Eine Kerze brannte – feierlich sah das Zimmer aus und zugleich so fremd und unwirklich. Vor dem Leichnam empfand ich große Scheu. Wiederum zwei Stunden später war unser Vater fort. Wir haben damals gedacht, dies sei das Beste. Ein Leichnam gehöre nicht in eine Wohnung. Schließlich gibt es auf dem Friedhof eine Leichenhalle mit Kühlräumen, in denen unser Vater richtig aufgehoben sei. Aber dann kam dieses große Bedürfnis, noch einmal wirklich Abschied zu nehmen, noch einmal mit meinem Vater zusammen sein zu können, ihm all das zu sagen, was ich ihm noch sagen wollte. Ihn einfach nur anschauen und neben ihm sitzen, ihn vielleicht noch einmal berühren. Einen Tag später fuhr ich zum Friedhof. Ein Mitarbeiter der Friedhofsverwaltung schloss die Leichenhalle auf, wir gingen den langen Flur entlang, während meine Augen suchend auf Namen an den Türschildern blickten. Alles schien so real und unwirklich zugleich. Als wir angekommen waren, schloss er auf, machte Licht, zündete die Kerzen neben dem Sarg meines Vaters an und zog sich diskret zurück. So stand ich in diesem kalten, schmucklosen Raum. Es roch nach Duftspray, zwei Bäumchen standen in der Mitte des Raumes neben dem offenen Sarg. Meine Schritte hallten auf dem Steinboden, als ich näher kam. Die Wände waren kahl, und unterhalb der Decke befand sich ein breites Kippfenster. An einer Seitenwand standen Holzstühle. Ich wollte Abschied nehmen, weinen, mich in meinem Schmerz fallen lassen, meinen Vater anschauen, ihm danken, ihm etwas Liebes als Abschiedsgruß sagen. Bald würde ich ihn nie mehr sehen können. Es blieben mir nur noch Stunden. Ich sehnte mich danach, einfach in Ruhe bei ihm sein zu können. Aber nicht hier, nicht in dieser kalten und unpersönlichen Umgebung. Ich stand da – ich war wie gelähmt – ich schaute ihn nur an – und dann ging ich wieder. Später habe ich erfahren, dass mein Bruder und meine Mutter es ganz ähnlich empfunden haben wie ich. Uns fehlt bis heute der vertraute Abschied."

Sich auf den Abschied vorbereiten

Es gibt kein Patentrezept für einen gelungenen Abschied. Jeder Mensch hat seine eigene Form und seine eigenen Bedürfnisse. Das gilt gerade auch für das Abschiednehmen. Umso wichtiger ist es, sich beizeiten mit der Frage der Abschiedsgestaltung zu beschäftigen, die eigenen Wünsche wahrzunehmen und sich in der Familie (wenn möglich) darüber auszutauschen. Früher war es ganz selbstverständlich, den Verstorbenen noch einige Tage im Haus aufzubahren. So hatte man Zeit, in Ruhe Abschied zu nehmen. Dieser Brauch gewinnt heute wieder zunehmend an Bedeutung. Ein Verstorbener darf bis zu 36 Stunden daheim bleiben, wenn die Wohnverhältnisse dazu geeignet sind.[15] Nachdem der Arzt den Totenschein ausgestellt hat, kann der Leichnam durch den Bestatter oder den Pflegedienst hergerichtet werden. Oftmals haben Angehörigen auch den Wunsch, dabei

---

[15] Vgl. z.B. § 9 BestG Berlin.

mitzuwirken. Wenn all dies geschehen ist, können die Familie, Angehörige und Freunde in aller Ruhe Abschied nehmen. Sitzgelegenheiten können um das Bett herumgestellt werden, der Aufbahrungsort lädt ein, gemeinsam dort zu verweilen. Familien machen oft die Erfahrung, dass kleinere Kinder auf diese Weise sehr unbefangen mit dem Tod umgehen lernen. Sie kommen ins Sterbezimmer, legen ein selbstgemaltes Bild oder einen Brief auf das Bett, sitzen dort oder reden gemeinsam mit anderen Verwandten über schöne gemeinsame Erinnerungen. Sie können sich dann auch jederzeit wieder zurückziehen. Auch wenn ein Angehöriger in einer Pflegeeinrichtung oder einem Krankenhaus stirbt, gibt es heute verschiedene Möglichkeiten, in dieser Ruhe und Würde einen Abschied zu gestalten. Die meisten Einrichtungen verfügen mittlerweile über schöne Abschiedsräume. Dort kann der Leichnam in der Regel aufgebahrt sein. Jedoch ist es wichtig, bereits im Vorfeld anzusprechen, dass Interesse da ist, diese Räumlichkeiten zu nutzen. Viele Einrichtungen gehen auch gerne auf die Wünsche Angehöriger ein, die gemeinsam mit dem Pflegepersonal oder auch alleine den Leichnam herrichten möchten. Auch hier ist es ratsam, bereits im Vorfeld, diese Wünsche zu besprechen.

Selbstverständlich ist es auch möglich, auf eine Hausaufbahrung zu verzichten. Nach wie vor ist es auch üblich, wenige Stunden nach dem Ausstellen des Totenscheins den Bestatter zu rufen. Er überführt den Leichnam dann in das Kühlhaus des Friedhofes oder – wie mittlerweile bei einigen Bestattern möglich – in ein Abschiedshaus (meist sehr persönlich gestaltete firmeneigene Räumlichkeiten, in den ein späteres Abschiednehmen möglich ist). Manche Menschen empfinden das Abschiednehmen auf diese Weise nicht als belastend. „Ich kann einen Leichnam im Haus nicht ertragen", sagte eine ältere Dame, „das macht mir einfach Angst. Mein

Mann wusste das. Er war mir nicht böse, als ich ihm sagte, dass ich ihn gleich ins Leichenhaus bringen werde. Jeden Tag vor seiner Bestattung bin ich dort bei ihm gewesen. Für mich war das gut."

Ich bin bei dir

Gott,
ich will deine Nähe spüren,
wenn ich einsam bin.

Gott,
ich will deine Liebe fühlen,
wenn ich verlassen bin.

Gott,
ich will deinen Trost erfahren,
wenn ich traurig bin.

Gott,
sei du mir Weggefährte,
sprich zu mir:

Ich bin bei dir.

Der Eintritt des Todes

Bei den meisten Menschen deuten verschiedene Anzeichen auf den bevorstehenden Tod hin. So zeichnen sich dunkle Flecken am Körper ab. Die Durchblutung lässt nach, sodass sich die Fingerspitzen weiß und dann zart blau färben. Die Lippen werden bläulich, die Haut im Nasenbereich wird weiß und die Atmung ist oberflächlicher. Irritierend ist oft die rasselnde Atmung, die Menschen in ihren letzten Lebensstunden haben. Meist ist diese völlig normal und belas-

tet den Sterbenden auch nicht. Im Gespräch mit dem Arzt und den Pflegekräften können Angehörige ihre eigenen Beobachtungen und Unsicherheiten ansprechen und hilfreiche Informationen und Unterstützung bekommen, wie sie dem Sterbenden zur Seite stehen können. Wenn dann der letzte Atemzug vorüber ist, kann es mitunter sein, dass in der Lunge noch etwas Luft vorhanden ist. Diese entweicht dann oft, wenn der Körper des Verstorbenen bewegt wird. Mitunter geschieht dies mit einem leichten Aufbäumen und einem stöhnenden Geräusch. Dies ist aber eine rein muskuläre Reaktion und kein Zeichen noch vorhandenen Lebens.
Sobald die letzte Luft entwichen ist, kommt der Körper zur Ruhe.

Pflege des Leichnams

Wenn der Tod eingetreten ist, fühlt sich der Körper noch warm an. Behutsam kann man nun die Augenlider schließen. Sollte dies nicht so einfach gelingen, ist es möglich, einen feuchten Mulltupfer auf die Augenlider zu legen. Da die Muskulatur erschlafft, bleibt auch der Mund des Verstorbenen leicht geöffnet. Manchmal lässt er sich durch einen behutsamen Gegendruck leicht schließen. Gelingt dies nicht, kann man ein zusammengerolltes kleineres Handtuch unter das Kinn legen. Zur Sicherheit empfiehlt es sich, eine saugfähige Einlage ins Bett zu legen, da es durch die Muskelerschlaffung noch zu einer unkontrollierten Entleerung des Darms oder der Blase kommen kann. Nun ist keine Eile geboten. Man kann noch in Ruhe am Sterbebett verweilen, ein Gebet sprechen, die Bettdecke glattstreichen, dem Verstorbenen die Hände falten. Wenn man es möchte, ein Kreuz, einen Rosenkranz oder auch Blumen in die Hände legen. Vielleicht möchte man auch, wenn das noch nicht geschehen ist, eine Kerze anzünden. In den kirchlichen Gesangbüchern (katholisches „*Gotteslob*" [2013] Nr. 18, „*Evangelisches Gesangbuch*" [1994], Nr. 835) oder auch im hinteren Teil dieses Büchleins (und im Büchlein „*Die Begleitung Schwerstkranker und Sterbender*", Augsburg [8]2015) finden sich Gebete und Texte, für die man sich jetzt gemeinsam Zeit und Ruhe nehmen kann, um sich im ersten Schmerz des Abschieds innerlich zu sammeln und Trost zu finden. Jetzt ruft man den Arzt, der den Totenschein ausstellt und auch – bei Bedarf – die Infusionsnadeln und andere medizinische Geräte entfernt. Danach kann der Leichnam hergerichtet werden. Das kann durch den Bestatter, durch Pflegekräfte, aber selbstverständlich auch durch die Angehörigen oder unter deren Mitwirkung geschehen. Vielen ist es ein Bedürfnis, den Leichnam zu waschen, vielleicht sogar noch mit einem duftenden Öl einzureiben. Wichtig ist auch, auf die Frisur des Verstorbenen zu achten. Man kann die Haare vorsichtig kämmen und, wenn nötig, mit einem speziellen Trockenschaum die Frisur richten. Oft haben Sterbende ihre Kleidung für das Totenbett ausgesucht. Sonst wählt man etwas, das dem Geschmack oder der inneren Einstellung des Verstorbenen entspricht. Es muss heutzutage kein weißes Leichenhemd mehr sein. Viele Menschen werden in ihrem Lieblingskleid oder -anzug bestattet. Bahrt man den Verstorbenen zu Hause auf, bezieht man auch das Bett neu.

Die Aufbahrung zu Hause

Heute ist es erlaubt, den Leichnam 36 Stunden in einem Raum aufzubahren, der in dieser Zeit nicht als allgemeiner Schlaf- oder Essraum benutzt wird. Oft bettet man den Verstorbenen im Schlafraum, der in den nächsten Tagen als ein Ort der Stille, der Ruhe, des Abschiednehmens genutzt werden kann. Vielen Angehörigen hilft dies später, ihre Trauer besser zu bewältigen. Angenehm ist es, wenn die medizinischen Geräte bereits aus dem Raum entfernt oder mit einem Tuch abgedeckt wurden. Mit Hilfe von Blumen, Kerzen (wegen der Brandgefahr am besten in Gläsern aufgestellt) und gedämpftem Licht kann der Raum eine wohltuende, würdige Ruhe ausstrahlen. Wenn Kinder im Haus sind, haben diese meist das Bedürfnis, zu sehen, was nun mit dem Verstorbenen geschehen ist. Fast immer haben sie neben aller Scheu auch eine natürliche Unbefangenheit im Umgang mit dem Tod. Einige pflücken Blumen, um diese auf das Totenbett zu streuen, oder sie malen Bilder, um diese dann ins Trauerzimmer zu bringen. Andere schauen immer wieder einmal beim Verstorbenen vorbei. Es gibt auch Kinder, die mit großer Zurückhaltung oder gar Angst auf den Toten reagieren. Auch dies ist eine mögliche und zugleich normale Reaktion. Wichtig ist, Kinder nicht zu Verhaltensweisen zu drängen, die sie nicht von sich aus wollen. Aber man kann sie darin unterstützen, ihren eigenen Abschied vom Toten zu nehmen. Kindern, denen es nicht bewusst ist, sollte man erklären, dass der Verstorbene sich nach einigen Stunden kalt anfühlt. Entgegen mancher Meinungen ist es gesundheitlich unbedenklich, einen Toten zu berühren.

Die Zeit, die bis zur Bestattung verbleibt, ist mit vielen Formalitäten gefüllt und daher oft sehr hektisch: Viel Schriftverkehr mit Banken, Versicherungen und der Regelung von Bestattungsvorbereitungen stürmen auf die Hinterbliebenen ein. Hilfreich ist, wenn man bereits im Vorfeld manche dieser Aufgaben delegiert hat. Nützlich kann es auch sein, sich vorher zu erkundigen, was auf einen zukommt. Mittlerweile gibt es zahlreiche Broschüren, die leicht über den Buchhandel zugänglich sind. Inmitten all diesen Trubels tut es Hinterbliebenen jedoch gut, die Zeit bis zum Begräbnis auch als eine Zeit des Abschiednehmens und der inneren Ruhe zu erleben; es tut ihnen gut, wenn sie einen Rückzugsraum der

Stille haben und sich bewusst tägliche gemeinsame Zeiten am Totenbett einräumen.

Kapitel 11:

Trauer – lass mich los und halt mich nicht fest

Ich glaube

Ich glaube, dass Gott aus allem,
auch aus dem Bösesten,
Gutes entstehen lassen kann und will.
Dafür braucht er Menschen,
die sich alle Dinge zum Besten dienen lassen.
Ich glaube, dass Gott uns in jeder Notlage
so viel Widerstandskraft geben will,
wie wir brauchen.
Aber er gibt sie nicht im Voraus,
damit wir uns nicht auf uns selbst,
sondern allein auf ihn verlassen.
In solchem Glauben müsste alle Angst vor der Zukunft
überwunden sein.[16]

---

[16] Dietrich Bonhoeffer (Hrsg.), Verantwortung und Hingabe, Wuppertal u.a. ²1995, S. 18.

Aus dem Johannesevangelium
Kapitel 20, Verse 11-17

Am ersten Tag der Woche kam Maria von Magdala frühmorgens, als es noch dunkel war, zum Grab und sah, dass der Stein vom Grab weggenommen war. Da lief sie schnell zu Simon Petrus und dem Jünger, den Jesus liebte, und sagte zu ihnen: Man hat den Herrn aus dem Grab weggenommen, und wir wissen nicht, wohin man ihn gelegt hat. Da gingen Petrus und der andere Jünger hinaus und kamen zum Grab; sie liefen beide zusammen dorthin, aber weil der andere Jünger schneller war als Petrus, kam er als erster ans Grab. Er beugte sich vor und sah die Leinenbinden liegen, ging aber nicht hinein. Da kam auch Simon Petrus, der ihm gefolgt war, und ging in das Grab hinein. Er sah die Leinenbinden liegen und das Schweißtuch, das auf dem Kopf Jesu gelegen hatte; es lag aber nicht bei den Leinenbinden, sondern zusammengebunden daneben an einer besonderen Stelle. Da ging auch der andere Jünger, der zuerst an das Grab gekommen war, hinein; er sah und glaubte. Denn sie wussten noch nicht aus der Schrift, dass er von den Toten auferstehen musste. Dann kehrten die Jünger wieder nach Hause zurück. Maria aber stand draußen vor dem Grab und weinte. Während sie weinte, beugte sie sich in die Grabkammer hinein. Da sah sie zwei Engel in weißen Gewändern sitzen, den einen dort, wo der Kopf, den anderen dort, wo die Füße des Leichnams Jesu gelegen hatten. Die Engel sagten zu ihr: Frau, warum weinst du? Sie antwortete ihnen: Man hat meinen Herrn weggenommen, und ich weiß nicht, wohin man ihn gelegt hat. Als sie das gesagt hatte, wandte sie sich um und sah Jesus dastehen, wusste aber nicht, dass es Jesus war. Jesus sagte zu ihr: Frau, warum weinst du? Wen suchst du? Sie meinte, es sei der Gärtner, und sagte zu ihm: Herr, wenn du ihn weggebracht hast, sag mir, wohin du ihn gelegt hast.

Dann will ich ihn holen. Jesus sagte zu ihr: Maria! Da wandte sie sich ihm zu und sagte auf Hebräisch zu ihm: Rabbuni!, das heißt: Meister. Jesus sagte zu ihr: Halte mich nicht fest; denn ich bin noch nicht zum Vater hinaufgegangen. Geh aber zu meinen Brüdern und sag ihnen: Ich gehe hinauf zu meinem Vater und zu eurem Vater, zu meinem Gott und zu eurem Gott.

Gedanken zum Bibeltext

Das Unfassbare ist geschehen: Jesus ist wirklich tot. Der dritte Tag hat begonnen, der Sabbat ist vorüber. Der Alltag zieht wieder ein – für die anderen –, aber nicht für diejenigen, die trauern. Für Maria Magdalena ist dieser Morgen nicht der Anbruch eines neuen Tages, es ist auch nicht der Versuch, langsam in einem neuen Leben Fuß zu fassen. Für sie ist es ein weiterer Tag der Dunkelheit und Tränen, an dem sie den sucht, den sie so schmerzlich vermisst. Sie will ihm Zeichen der Liebe erweisen – er soll weiterhin einen Platz in ihrem Leben haben. Er kann nicht weg sein – sie will ihn sehen, will zu ihm gehen. Bereits bei Sonnenaufgang war sie mit anderen Frauen zur Grabhöhle gegangen. Der schwere Stein war weggerollt, der Leichnam nicht mehr da. Panik hatte sie ergriffen. Sie rannten zurück in die Stadt, um es den anderen Jüngern zu sagen. Diese eilten auch zum Grab. Aber es blieb leer. Unfassbares war geschehen. Maria von Magdala traute ihren Sinnen nicht: Kann das alles wahr sein, was ich erlebt habe? Jesus ist nicht nur tot, sondern weg! In ihrem Schmerz sehnte sie sich nach einem Ort, an den sie hingehen und an dem sie seine Gegenwart fühlen oder wenigstens ahnen könnte. Sie ging zum Grab. „Warum weinst du?", so lautete die Frage der Engel. „Warum weinst du? Wen suchst du?", so fragt sie der Auferstandene. Jesus will sagen: Suche mich nicht am Ort meines Begräbnisses.

Du kannst mich nicht als Toten finden – es gibt ihn nicht mehr, den Menschen Jesus in dem Körper, wie du ihn kennst. Siehe, ich bin lebendig. Ich bin nicht tot, sondern ich lebe. Aber ich lebe nicht so, wie du lebst, sondern neu geboren in einer anderen Wirklichkeit. Ich bin durch den Tod in ein neues Leben hinübergegangen. Sieh genauer hin: Ich bin lebendig! Marias Tränen haben ihr Recht. Sie sind Ausdruck des Schmerzes, dass nichts mehr zwischen ihnen so sein kann, wie es einmal war. Wiederfinden kann sie nur den Anderen, den Auferstandenen. Maria erfährt hier noch einmal den schmerzlichen Bruch ihrer Beziehung zu Jesus. Sie kann nicht an der Grabeshöhle sitzen und sich in die vergangene Zeit zurückträumen, um ihr Gegenwart zu verleihen. Jesus sagt zu ihr: Halte mich nicht fest! Mein neues Leben ist nicht von dieser Welt! Du kannst deine Beziehung zu mir nicht einfach fortführen. Du kannst und sollst mich nicht festhalten. Ich werde dir als der Auferstandene nahe sein – aber in ganz anderer Weise als vorher. Maria muss lernen zu verstehen, dass ihr Leben mit Jesus nun nicht mehr weitergeht wie bisher. Sie muss lernen, ein eigener Mensch zu werden, ein eigenes neues Leben zu wagen. Jesus selbst gibt ihr dazu den Auftrag: Geh zu meinen Brüdern! So beginnt inmitten des unsagbaren Schmerzes der Anfang eines neuen Lebens unter dem Segen Gottes! Sie kann nicht festhalten, was einmal war. Aber im Wagnis des Neuen empfängt sie aus Gottes Hand eine Perspektive für ihr Leben.

Gedanken in der Trauer
Ein Ort für meine Trauer

Unsere Bestattungskultur verändert sich zur Zeit stark. Manche Menschen nutzen dies, um ihre Gräber persönlicher zu gestalten, andere wählen ein anonymes Grab. Die katholische Kirche und die Evangelischen Landeskirchen weisen mit Nachdruck darauf hin, dass es für Hinterbliebene tröstlich ist, den Ort aufsuchen zu können, an dem der Leichnam oder die Urne des Verstorbenen begraben ist. Ein Ort, der einen Namen trägt. Ein Ort, an dem ein Mensch seine Spur auf dieser Erde hinterlässt. Ein Ort, an dem deutlich wird, was Vergänglichkeit bedeutet. Ein Ort, den ich an Gedenktagen aufsuchen und an dem ich für den Verstorbenen beten kann. Ein Ort, an dem ich selber immer wieder an die Frage nach der Ewigkeit erinnert werde. In dem Film „Zeit, die mir noch bleibt"[17] bereitet sich ein 41-jähriger Mann auf seinen Tod vor. Ihm wird es wichtig, seinen Grabstein selbst zu entwerfen: ein heller Stein, die aufgehende Sonne, ein Kreuz – und der Satz „Ich lebe", daneben sein Name und seine Lebensdaten. Für ihn ist es wie ein Vermächtnis, eine Botschaft seines Glaubens, die er hinterlassen möchte.

Dies ist eine von vielen Möglichkeiten, das Grab zu einem Ort lebendiger Erinnerung werden zu lassen. Die Bepflanzung mit den Lieblingsblumen, eine Steinfigur, ein ewiges Licht oder besondere Erinnerungsgegenstände sind Zeichen der Verbundenheit, die trösten können.

Den Erinnerungen nachgehen

Viele Trauernde berichten davon, dass sie in den ersten Monaten täglich das Grab des geliebten Menschen aufsuchen. Im Weg dorthin vollziehen sie das, was der Verstand weiß, die Seele aber erst langsam begreifen muss: Der Verstorbene ist nicht mehr zu Hause, er ist fort. Allmählich wird klar: Ich muss mich auf den Weg machen, um ihm in meinen Erinnerungen zu begegnen. Ich muss eine ganz neue Form finden, in der er nun zu meinem Leben gehören kann. Meistens gibt es viele Plätze, die mit gemeinsamen Erinnerungen verbun-

---

[17] Ein Film von Bernd und Heidi Umbreit (2006).

den sind: die Bank am Waldrand, der Spazierweg am Fluss-
ufer, der Aussichtspunkt am Berg, das Café in der Stadt.
Den Erinnerungen in wörtlichem Sinn nachzugehen und
diese Orte aufzusuchen, ist vielen sehr hilfreich. Vielleicht
möchte man lieber von einem guten Freund oder einer guten
Freundin begleitet werden – dann sollte man dies offen ansprechen. Immer wieder über den Tod und den geliebten
Menschen zu reden, ist in den ersten Monaten der Trauer
überaus heilsam. Meist sprechen Trauernde wiederholt über
die gleichen Situationen und Erlebnisse – den Abschied, den
Verlauf der Krankheit, das gemeinsame Leben, die letzten
Stunden. Das ist ganz natürlich. Durch das Reden verarbeiten Menschen die Trennung und gewinnen eine neue, andere
Beziehungsebene zum Verstorbenen. Es ist gut, wenn Angehörige und Freunde sich viel Zeit nehmen und gut zuhören. Wenn sie verständnisvoll auch zum wiederholten Mal
der gleichen Geschichte ihre Aufmerksamkeit schenken.

Mein Leben hat eine Aufgabe

Vielen Menschen erscheint ihr Leben in der Trauerzeit leer
und sinnlos. Als sehr bedrückend empfinden dies oft ältere
Menschen. Bisher füllte die Versorgung des Ehepartners ihr
Leben aus, und nun leiden sie neben dem Verlust des geliebten Menschen noch zusätzlich unter der subjektiv empfundenen Sinnlosigkeit ihres Lebens. Schnelle und einfache Lösungen lassen sich hier nicht finden. Wichtig ist aber, dass
die Betroffenen während der Trauerbewältigung zu einer
neuen Annahme ihrer Person finden. Je nach Alter, Bega-
bung und Gesundheit ist es wichtig, ein Lebensziel ins Auge
zu fassen, für das man sich engagiert. Die verständnisvolle
Unterstützung von Angehörigen ist dabei besonders wichtig.

Meditativer Spaziergang

In der Trauerzeit tut es vielen Menschen gut, wenn sie täglich aus dem Haus gehen. Sie haben dadurch wieder Anteil am normalen Leben – sei es beim Einkaufen, bei der Busfahrt in die Stadt, der Verabredung mit einem guten Freund oder beim Gang auf den Friedhof. Gute Erfahrungen machen manche auch mit dem meditativen Spaziergang, bei dem die eigenen Gedanken auf ein bestimmtes Ziel gelenkt werden (siehe Seite 282).

Da ist einer

Ich freue mich,
denn ich werde gerufen. –
Da ist einer, der mich kennt.
Da ist einer, der meinen Namen weiß.
Da ist einer, der mich braucht.
Ich freue mich,
denn ich werde gerufen –
anzufangen,
aufzubrechen,
loszugehen,
immer der Stimme nach.
Ich freue mich,
denn ich werde gerufen –
obwohl ich so viel falsch mache,
obwohl ich doch oft Angst habe,
obwohl meine Hände leer sind.
Ich freue mich,
denn ich werde gerufen – trotzdem!
Immer wieder,
jeden Tag.
Ich muss es wagen,

denn ich werde gerufen
zu einer Aufgabe,
zur Verantwortung,
zum Leben.
Ich werde gerufen
auf meinen Weg zu dem,
der mir einst den Namen gab,
mit dem er mich jetzt ruft.[18]

---

[18] Dagmar Schoofs, Da ist einer, in: EG, S. 1183.

Kapitel 12:

Der behutsame Weg
in ein neues Leben

Zwei Jünger auf dem Weg nach Emmaus

Hoffnung
Wie ein Schiffbrüchiger bin ich gestrandet,
allein –
an einem Ort, an den ich nie wollte, –
ohne Orientierung,
ohne Zuflucht.
Vertrauen möchte ich,
dass noch etwas kommt –
gegen alle Vernunft,
gegen alle Gefühle, die in mir sind.
Hoffen möchte ich
auf meinen Gott,
der mich sieht
und der um mein Elend weiß.
Wie ein Schiffbrüchiger bin ich gestrandet,
mühsam erklimme ich das Ufer –
und sehe dich, mein Gott, wie du auf mich wartest
und mich versorgst mit Brot und Fisch.
Du stärkst mich,
du tröstest mich,
du wirst mich führen
auf dem Weg in mein neues, anderes Leben.
Jesus, dir will ich vertrauen.

Aus dem Lukasevangelium
Kapitel 24, Verse 13-35

Am gleichen Tag waren zwei von den Jüngern auf dem Weg
in ein Dorf namens Emmaus, das sechzig Stadien von Jerusalem entfernt ist. Sie sprachen miteinander über all das, was
sich ereignet hatte. Während sie redeten und ihre Gedanken
austauschten, kam Jesus hinzu und ging mit ihnen. Doch sie

waren wie mit Blindheit geschlagen, sodass sie ihn nicht erkannten. Er fragte sie: Was sind das für Dinge, über die ihr auf eurem Weg miteinander redet? Da blieben sie traurig stehen, und der eine von ihnen – er hieß Kleopas – antwortete ihm: Bist du so fremd in Jerusalem, dass du als einziger nicht weißt, was in diesen Tagen dort geschehen ist? Er fragte sie: Was denn? Sie antworteten ihm: Das mit Jesus aus Nazaret. Er war ein Prophet, mächtig in Wort und Tat vor Gott und dem ganzen Volk. Doch unsere Hohenpriester und Führer haben ihn zum Tod verurteilen und ans Kreuz schlagen lassen. Wir aber hatten gehofft, dass er der sei, der Israel erlösen werde. Und dazu ist heute schon der dritte Tag, seitdem das alles geschehen ist. Aber nicht nur das: Auch einige Frauen aus unserem Kreis haben uns in große Aufregung versetzt. Sie waren in der Frühe beim Grab, fanden aber seinen Leichnam nicht. Als sie zurückkamen, erzählten sie, es seien ihnen Engel erschienen und hätten gesagt, er lebe. Einige von uns gingen dann zum Grab und fanden alles so, wie die Frauen gesagt hatten; ihn selbst aber sahen sie nicht. Da sagte er zu ihnen: Begreift ihr denn nicht? Wie schwer fällt es euch, alles zu glauben, was die Propheten gesagt haben. Musste nicht der Messias all das erleiden, um so in seine Herrlichkeit zu gelangen? Und er legte ihnen dar, ausgehend von Mose und allen Propheten, was in der gesamten Schrift über ihn geschrieben steht. So erreichten sie das Dorf, zu dem sie unterwegs waren. Jesus tat, als wolle er weitergehen, aber sie drängten ihn und sagten: Bleib doch bei uns; denn es wird bald Abend, der Tag hat sich schon geneigt. Da ging er mit hinein, um bei ihnen zu bleiben. Und als er mit ihnen bei Tisch war, nahm er das Brot, sprach den Lobpreis, brach das Brot und gab es ihnen. Da gingen ihnen die Augen auf und sie erkannten ihn; dann sahen sie ihn nicht mehr. Und sie sagten zueinander: Brannte uns nicht das Herz in der Brust, als er unterwegs mit uns

redete und uns den Sinn der Schrift erschloss? Noch in derselben Stunde brachen sie auf und kehrten nach Jerusalem
zurück und sie fanden die Elf und die anderen Jünger versammelt. Diese sagten: Der Herr ist wirklich auferstanden
und ist dem Simon erschienen. Da erzählten auch sie, was
sie unterwegs erlebt und wie sie ihn erkannt hatten, als er das
Brot brach.

Gedanken zum Bibeltext

Zerbruch – Hoffnungslosigkeit – namenloses Leid. Ich kann
nicht mehr – die Traurigkeit drückt mich nieder. Ich will
raus, ich will vergessen! Die zwei Jünger lassen Jerusalem
hinter sich. Jerusalem, den Ort, der in der Todesstunde Jesu
durch ein Erdbeben und eine Sonnenfinsternis heimgesucht
wurde. Der Ort, an dem ihre Träume und auch ein Stück
ihrer eigenen Lebensgeschichte zerbrachen. Auch die Jünger
von Jesus sind keine unnahbaren Helden, die glaubensstark
mit dem Tod ihres Herrn umgehen könnten. Sie sind Menschen wie wir. Sie gehen uns einen Weg voraus, der in manchem auch unser Weg sein könnte: Unser Weg durch Leid
und Traurigkeit; unser Weg zur Begegnung mit dem Auferstandenen; unser Weg in ein neues Leben. Der Tod hatte die
Jünger aus ihrem normalen Alltag herausgerissen. Der, dem
sie jahrelang gefolgt waren, war nun tot. Was sollten sie tun?
Das alte Leben war unwiederbringlich vorbei. Fast scheint
es, als wollten sie nun endlich allem Vergangenen entfliehen,
einen Schlussstrich ziehen, einfach die Brücken hinter sich
abbrechen und in ihrer Heimat neu anfangen: auf nach
Emmaus! Aber so einfach ist das nicht. Ihre Schritte entfer-
nen sich von Jerusalem, nicht aber ihre Gedanken. Nein, so
einfach werden sie die Vergangenheit nicht los. Sie lebt mit
ihnen, sie ist ein Stück von ihnen. Sie reden und reden – aber
sie finden weder einen Ausweg, noch eine Erklärung, noch

eine Lösung. Sie können sie gar nicht finden. Ihre Seele ist noch zu aufgewühlt, zu verwundet, als dass sie den Christus in ihrer Mitte erkennen könnten, der sie begleitet und ein Stück des Weges mit ihnen geht. Sie sind gefangen in ihrer Traurigkeit. Sie sind verschlossen gegenüber tröstenden und erklärenden Worten. Wie mit Blindheit sind sie geschlagen. Sie fühlen nur noch Schmerz, sie selbst sind nur noch Schmerz. Am Ende dieses Weges aber sprechen sie das aus, was ihnen Leben in Fülle bringen wird: „Bleib bei uns!" So ereignet sich das, was Gott allen Menschen zugesagt hat: „Ich stehe vor der Tür und klopfe an. Wer meine Stimme hört und die Tür öffnet, bei dem werde ich eintreten und wir werden Mahl halten, ich mit ihm und er mit mir." Jesus sagte es so: „Kommt alle zu mir, die ihr euch plagt und schwere Lasten zu tragen habt. Ich werde euch Ruhe verschaffen" (Mt 11,28). Jesus nimmt ihre Einladung an, er bleibt bei ihnen in ihrer Traurigkeit. Er spricht das Segensgebet und bricht das Brot. Er tut das, was er beim letzten Abendmahl verheißen hat. Und sie wissen: Er, der Herr, der Christus, ist mitten unter uns! Ihr Herz brennt. Die Jünger von Emmaus erfahren konkret, was die Gegenwart Gottes im Leben bewirkt. Das Unfassbare des Todes wird nicht rückgängig gemacht, sie werden es lernen müssen, in ganz neuer Weise mit diesem Jesus zu leben. Aber inmitten ihrer Trauer glüht etwas auf, das später ihre neue Lebensenergie werden wird.

Segensbitte in schwerer Not

Gott, der dich sieht,
lasse zu deiner Erfahrung werden,
was er dir zugesagt hat:
Ich bin bei dir
in Angst und Unsicherheit,
Ich halte zu dir,

wenn du keinen Ausweg mehr siehst
und dich verlassen fühlst.
Ich tröste dich,
wenn du bekümmert bist.
Ich schenke dir,
was du selbst dir nicht geben kannst:
Vergebung von Schuld,
Mut zum Neuanfang
und Kraft, das Leben zu wagen.

Impulse und Anregungen
zur Begleitung Schwerstkranker und
Sterbender

Mit sterbenden Menschen in Beziehung treten

Bei den meisten Menschen lassen in der letzten Lebenszeit die Konzentration und das Aufnahmevermögen deutlich nach. Mitunter bleiben ihre Augen geschlossen und Außenstehende sind verunsichert darüber, ob sie überhaupt noch an ihrer Umwelt teilhaben. Durch eine achtsame Kontaktaufnahme mit behutsamer Berührung oder geduldiger Ansprache ist es dennoch immer wieder möglich, mit ihnen eine Kommunikation aufzubauen. Auch wenn es vielen sterbenden Menschen nicht mehr gelingt, sich aktiv ihrer Umwelt mitzuteilen, heißt es nicht immer, dass sie keine Teilhabe mehr an dem möchten, was um sie herum geschieht.

Berühren

Am Ende des Lebens fallen viele Menschen immer wieder in einen Dämmerzustand. Spricht man sie dann an, schrecken sie auf und können oft die Stimmen, die sie hören, nicht einordnen. Daher ist es gut, die Kontaktaufnahme mit einer behutsamen Berührung zu beginnen:

❖ beim Ansprechen eines Menschen zum Beispiel die Hand vorsichtig, aber spürbar auf die Schulter legen und warten, bis er darauf reagiert. Vertraute Berührungen vermitteln gerade bei Menschen, die ihre Augen nicht mehr öffnen und auch nicht mehr sprechen können, das Gefühl von Sicherheit und Schutz.

❖ Oft ist es gut, diese Berührung während der ganzen Zeit der Kontaktaufnahme zu halten.

❖ Überprüfen Sie immer wieder, ob die Berührung für den Sterbenden nach kurzer Zeit weiterhin angenehm ist. Das Empfinden kann sich schnell ändern.

Jede Berührung muss dem Krankheitsbild und der Schmerzsymptomatik angepasst sein.

Die Nähe zu vertrauten Menschen vermittelt Geborgenheit und menschliche Wärme. Vor allem dann, wenn man nicht mehr miteinander sprechen kann. So gelingt es, auch ohne Worte eine innige Begegnung miteinander zu haben.

Langsamkeit

Sterbende Menschen verlangsamen zunehmend. Das geschieht in Hinsicht auf ihre Sprache (Worte werden langsamer gefunden und formuliert) als auch bei Bewegungen und in ihrem Reaktionsvermögen. Begleitende brauchen hier sehr viel Geduld und die Bereitschaft, sich selber entspannt auf diesen „Tempowechsel" einzulassen.

Vorlesen und singen

Es erstaunt aber immer wieder, dass schwer kranke und auch sterbende Menschen auf bekannte Lieder und Gebete sehr positiv reagieren. Dies zeigt sich in entspannten Gesichtszügen, einem leichten Lächeln und dem Bewegen des Mundes, mit dem sie oft auch, ohne Laute von sich zu geben, Lieder und Texte mitvollziehen. In besonderem Maße gilt dies auch für dementiell erkrankte Menschen. Es empfiehlt sich beim Beten, entweder die Hände zusammenzulegen oder ein Fingerkreuz zu benutzen. Dies erhöht die Aufmerksamkeit und Konzentrationsfähigkeit von Menschen, die bereits sehr schwach sind.

Trauen Sie sich!

Trauen Sie sich zu singen! Es muss weder ein wunderschöner Gesang sein, noch müssen sie alle Töne immer richtig treffen! Die Erfahrung zeigt aber immer wieder, dass sterbende Menschen, die nicht mehr aktiv kommunizieren können, in viel intensiverer Weise angerührt sind, wenn sie eine echte menschliche Stimme hören. Oft versuchen sie dann, ihre Lippen zu bewegen, oder man kann an ihren Gesichtszügen erkennen, wie sie das gesungene Lied und auch das gesprochene Wort mitvollziehen.

Gemeinsames Schweigen

In ihrer letzten Lebensphase können Menschen sehr plötzlich ermüden. Mitten in einem Satz hören sie auf zu sprechen oder schlafen ein. Nicht immer möchten sie dann alleine gelassen werden – aber sie möchten ihre Ruhe haben: keine Gespräche, oft auch keine Musik, kein Vorlesen von Texten.
Manchmal ist dann die Zeit gekommen, einfach nur nebeneinanderzusitzen, die Hand zu halten und gemeinsam zu schweigen. Meist ist es so, dass in dieser Situation zu viele Besucher als Belastung empfunden werden – es sollten sich dann nur wenige Menschen im Zimmer aufhalten.

Hilfestellungen geben

Je nach Krankheitsbild wird dies sehr unterschiedlich sein. Lassen Sie sich bitte von Pflegekräften oder dem Hausarzt beraten. Hier können sich auch von einem Tag auf den anderen Veränderungen ergeben, daher suchen Sie bitte immer die direkte Absprache. In der Regel sind diese liebevollen Unterstützungen möglich:

- ❖ Essen reichen (das kann u.U. auch nur ein Teelöffel Suppe sein)
- ❖ Trinken reichen
- ❖ den Schweiß von der Stirn tupfen
- ❖ das Kissen aufschütteln
- ❖ eine Handmassage machen

- ❖ den Mund befeuchten
- ❖ die Lippen pflegen

Gerüche

Gerüche werden jetzt oft viel bewusster wahrgenommen. Sie können Erinnerungen auslösen, Wohlbefinden herstellen als auch negative Stimmungen verursachen.

Erwünschte Gerüche geben Wohlbefinden:
- ❖ frische Luft
- ❖ der Duft des Lieblingsessens
- ❖ das bevorzugte Parfüm /Rasierwasser
- ❖ der Duft der Lieblingsblumen

Achtung: Essensgerüche, Raucherkleidung, starkes Parfum können auch Übelkeit oder Unwohlsein auslösen.

Geschmacksinn

Der Geschmacksinn wird meistens schwächer, und manch ein sterbender Mensch klagt darüber, dass nun alles gleich schmecke.

Verhalten im Sterbezimmer

„Wenn ich meine letzte Reise antrete,
dann begleitet mich leise und still
redet nicht laut an meinem Bett
und streitet nicht
lasst alles verstummen, was mit dem Leben da draußen zusammenhängt
lasst die Welt draußen – denn sie gehört nicht mehr zu mir
redet nicht über meine Krankheit

sprecht nicht über das Schwere und das Leid
diskutiert auch nicht darüber, wo ihr den Leichenschmaus
haltet
und wer den Silberleuchter später nimmt
seid nahe bei mir –
mit eurem Herzen
vielleicht mag ich deine Hände fühlen
und deinen Atem spüren
vielleicht mag ich mit dir schweigen
und unsere Herzen finden die Zeit nun miteinander zu reden
und dann – irgendwann lass mich meinen Weg gehen
lass mich los –
das ist dein Geschenk an mich –
ich danke dir."

Für Angehörige und Begleiter sind die letzten Tage und
Stunden eine herausfordernde und manchmal auch seelisch
sehr belastende Situation. Das kann zu unbedachten Äußerungen und Verhaltensweisen am Sterbebett führen. Man
einer beginnt sich über das geplante neue Auto oder den
Umbau der Küche zu unterhalten, zündet sich eine Zigarette
an oder schaltet den Fernseher ein – oft tut man das nur, um
sich abzulenken und auf andere Gedanken zu bringen.
So verständlich dieses Verhalten im Einzelfall auch sein mag
– es gehört nicht ins Sterbezimmer.

Gönnen Sie sich bewusste Pausen – erholen Sie sich – tan-
ken Sie neue Kraft.

Wenn Sie im Sterbezimmer sind, dann lassen Sie sich ganz
auf den sterbenden Menschen ein.

Die spirituelle Begleitung der schwerkranken und sterbenden Menschen

Der Aufbruch – ein gemeinsames Ritual zum Beginn einer schweren Krankheitszeit

Es kann in einem größeren Kreis oder auch nur mit dem Schwerkranken alleine begangen werden.

Vorbereitung
Beauftragen Sie jemanden mit der Leitung der Feier und besorgen Sie eine ausreichende Anzahl Gesangbücher (sie können auch bei der jeweiligen Gemeinde/ Pfarrei ausgeliehen werden). Sorgen Sie dafür, dass es genügend Sitzgelegenheiten gibt. Bereiten Sie die „Zeichen der Hoffnung" vor. Manchmal möchten auch kleinere Kinder etwas malen oder basteln.

Einleitung
Liebe … / lieber …, liebe Familie und Freunde *(ggf. Namen)*!
Wir sind hier beieinander im Namen Gottes, des Vaters, des Sohnes und des Heiligen Geistes. Amen.
Jesus Christus hat uns versprochen: „Ich bin bei euch alle Tage bis zum Ende der Welt."
Darauf vertrauen wir. Durch die Gegenwart von Jesus möchten wir uns auf dem Weg, der nun vor uns liegt, stärken lassen. Deshalb bitten wir Gott:

Gebet
Lieber himmlischer Vater,
vor uns liegt ein Weg des Abschieds.
Wir möchten diesen Weg unter deinem Segen und Schutz miteinander gehen.
Wir wissen nicht, was uns erwartet.
Mal wird es uns gut gehen,
ein anderes Mal werden wir an die Grenzen unserer Kraft kommen.
Du hast uns Menschen so geschaffen,

dass Zeiten der Krankheit und des Leidens
Teil unseres Lebens sein können.
Segne die vor uns liegende Zeit,
hilf uns durch deinen Heiligen Geist,
dass wir einander beistehen können.
Lass uns in dieser schweren Zeit
einander zum Segen werden.
Amen.

Liedvorschläge

Bewahre uns, Gott, behüte uns, Gott,
sei mit uns auf unsern Wegen.
Sei Quelle und Brot in Wüstennot,
sei um uns mit deinem Segen,
sei Quelle und Brot in Wüstennot,
sei um uns mit deinem Segen.

Bewahre uns, Gott, behüte uns, Gott,
sei mit uns in allem Leiden.
Voll Wärme und Licht im Angesicht,
sei nahe in schweren Zeiten,
voll Wärme und Licht im Angesicht,
sei nahe in schweren Zeiten.

Bewahre uns, Gott, behüte uns, Gott,
sei mit uns vor allem Bösen.
Sei Hilfe, sei Kraft, die Frieden schafft,
sei in uns, uns zu erlösen,
sei Hilfe, sei Kraft, die Frieden schafft,
sei in uns, uns zu erlösen.

Bewahre uns, Gott, behüte uns, Gott,
sei mit uns durch deinen Segen.

Dein Heiliger Geist, der Leben verheißt,
sei um uns auf unsern Wegen,
dein Heiliger Geist, der Leben verheißt,
sei um uns auf unsern Wegen.

Eugen Eckert, in: EG 171

Wer unterm Schutz des Höchsten steht,
im Schatten des Allmächtgen geht,
wer auf die Hand des Vaters schaut,
sich seiner Obhut anvertraut,
der spricht zum Herrn voll Zuversicht:
„Du meine Hoffnung und mein Licht,
mein Hort, meiner lieber Herr und Gott,
dem ich will trauen in der Not."

Er weiß, dass Gottes Hand ihn hält,
wo immer ihn Gefahr umstellt,
kein Unheil, das im Finstern schleicht,
kein nächtlich Grauen ihn erreicht.
Denn seinen Engeln Gott befahl,
zu hüten seine Wege all,
dass nicht sein Fuß an einen Stein
anstoße und verletzt mög sein.

Denn dies hat Gott uns zugesagt:
„Wer an mich glaubt, sei unverzagt,
weil jeder meinen Schutz erfährt;
und wer mich anruft, wird erhört.
Ich will mich zeigen als sein Gott,
ich bin ihm nah in jeder Not;
des Lebens Fülle ist sein Teil,
und schauen wird er einst mein Heil."

EGB [1972] 1975 nach Ps 91, in: GL 423

173

Zeichen der Hoffnung

Der Leiter oder die Leiterin der Feier:
Spuren des Segens und Zeichen der Hoffnung haben wir
mitgebracht. Wir möchten uns gemeinsam daran freuen, wie
viel Schönes und Gutes wir aus der Hand Gottes empfangen
haben. Und wir möchten auch daran denken, welch eine
Hoffnung Gott in unser Leben gelegt hat. Die Hoffnung auf
seine Gegenwart in unserer Mitte. Wir haben einige Dinge
mitgebracht, die wir nun ganz bewusst als ein Zeichen dieser
Hoffnung und unserer Verbundenheit hinstellen werden:

*Man kann sie dem Kranken zeigen und dann auf ein Tischchen im
Krankenzimmer stellen, das gut sichtbar für den Kranken aufgestellt
bleibt:*
*ein Kreuz, Gebasteltes, Erinnerungsstücke, eine Lieblingsspeise, die der
Kranke noch essen darf, ein schönes gemeinsames Foto, Dinge, die man
von einem Spaziergang mitgebracht hat, Kärtchen, auf denen tröstende
Worte stehen, Bilder, Fotos, aktuelle Informationen, an denen man den
Schwerkranken teilhaben lassen und ihn erfreuen möchte.*
Immer wieder kann man später dann etwas Neues hinzustellen.

Segensbitte
Dieser Segen wird als Abschluss gesprochen oder gesungen:
Segne uns, o Herr!
Lass leuchten dein Angesicht über uns
und sei uns gnädig ewiglich.
Segne uns, o Herr!
Deine Engel stell um uns,
bewahre uns in deinem Frieden ewiglich.
Segne uns, o Herr!
Lass leuchten dein Angesicht
über uns und sei uns gnädig ewiglich.

Num 6,24-26

Die spirituelle Begleitung

Christen blicken auf eine lange Tradition in der Begleitung schwerstkranker und sterbender Menschen zurück. Bereits aus der ersten Jahrhundert n. Chr. gibt es Zeugnisse über den Krankenbesuch als diakonische Aufgabe, die Krankensalbung, das Gebet am Sterbebett und das Reichen der Sakramente. Dies waren und sind nicht formale Rituale, die aus Tradition zu pflegen sind. Vielmehr begegnen wir hier Ausdrucksformen einer existenziellen Sehnsucht, die der sterbende Mensch in sich trägt – einer Sehnsucht nach letzter Geborgenheit, die innerweltlich nicht gestillt werden kann. In Wort und Sakrament wird das Geheimnis eines Glaubens Gegenwart, der den Menschen in seinem Leiden, in seiner Angst und in den letzten Fragen ernst nimmt und ihm einen Weg in die himmlische Herrlichkeit bereitet.

Die Krankensalbung
(Allgemeines zur Bedeutung der Krankensalbung
siehe Seite 35)

Krankensalbung bei evangelischen Christen

Auf Wunsch kommt der zuständige Pfarrer / die zuständige Pfarrerin ins Haus. Es gibt kein unbedingt verbindliches Formular für den Ablauf der Krankensalbung, sodass Angehörige die Feier in Absprache mit dem Pfarrer durch Gebete und Texte mitgestalten können. Wesentlicher Bestandteil ist das Kreuzzeichen, das dem Kranken oder Sterbenden mit Öl auf die Hand oder die Stirne gezeichnet wird.

Vorschlag für einen Ablauf

Die Krankensalbung ist für den Schwerkranken eine ganz persönliche Stärkung auf seinem Leidensweg. Die genaue Gestaltung kann mit dem zuständigen Pfarrer / der zuständigen Pfarrerin besprochen werden.

Friedensgruß
Der Friede des Herrn sei mit uns allen!

Psalmwort
„Gott ist unsere Zuflucht und unsere Stärke, der uns in Zeiten der Not hilft" (Ps 46,2).

Einführung
Im Namen Jesu Christi sind wir hier versammelt. Wir wollen für … beten und sie/ihn mit Öl salben. Wir vertrauen dabei auf die Gnade und die Kraft Christi.

Lesung aus der Bibel

„Ist einer von euch krank? Dann soll er die Ältesten der Gemeinde holen lassen, damit sie für ihn beten und ihn mit Öl salben" (Jak 5,14).

Gebet

Herr Jesus Christus,
manchmal kann ich meine Krankheit kaum ertragen.
Sie belastet mich an Leib und Seele.
So komme ich voller Vertrauen zu dir.
Du, Herr, kennst alle Not der Menschen.
Du hast sogar den Tod durchlitten,
um uns in den Stunden des Leidens Hoffnung zu geben.
Gib mir die Kraft,
meine Krankheit zu ertragen.
Lass das Licht deiner Liebe meine Not erhellen.
Stärke meine Hoffnung auf das ewige Leben.
Dir vertraue ich mein Leben an –
in deine Hände ist meine Zeit gelegt.
Segne mein Leben
und lass mich dein Heil spüren.

Salbung

Das Gefäß mit dem Salböl wird in die Hand genommen.
Gott, du nimmst deine Schöpfung in den Dienst deiner Fürsorge und deines Erbarmens. Wir bitten dich, lass dieses Öl zum Zeichen deiner heilenden und rettenden Kraft an dieser/diesem Kranken werden. Amen.
Nun wird ein Finger in das Öl getaucht und der/dem Kranken ein Kreuz auf die Stirn und den Handrücken gezeichnet.

Segnung

Sie kann unter Handauflegung beim Kranken gesprochen werden.

N., sei gesegnet im Namen unseres Herrn Jesus Christus. Er richte dich auf durch die heilende Macht seiner Liebe. Friede sei mit dir. Amen.

Segenslied zum Abschluss

Das Segenslied kann auch gesprochen werden.
Nichts soll dich ängsten, nichts soll dich quälen; wer sich an Gott hält, dem wird nichts fehlen. Nichts soll dich ängsten, nichts soll dich quälen: Dich trägt Gott. Amen. *nach Teresa de Jesús (EG 574)*

Segensbitte in Krankheit

Der unbegreifliche Gott
erfülle dein Leben mit seiner Kraft,
dass du entbehren kannst,
ohne hart zu werden,
dass du leiden kannst,
dass du dich ihm anvertrauen kannst
und deinen Weg getrost gehst,
dass du mit unbeantworteten Fragen leben kannst,
ohne die Hoffnung preiszugeben.
Dazu segne dich der allmächtige Gott,
der Vater, der Sohn und der Heilige Geist. Amen.

Krankensalbung bei katholischen Christen

Das Sakrament der Krankensalbung wird in Zeiten schweren Leidens durch den Priester gespendet, der dazu nach Hause, in die Pflegeeinrichtung oder auch in das Krankenhaus gerufen werden kann. Es ist durchaus möglich, die Krankensalbung mehrfach zu empfangen, „wenn der Kranke nach seiner Genesung neuerdings schwer erkrankt oder wenn bei Fortdauer derselben Krankheit die Gefahr bedrohlicher geworden ist" (c. 1004 § 2 CIC). Sie gibt dem Menschen Trost und erschließt ihm die Kraft, sein Leid zu ertragen und Geborgenheit in Gott zu finden.

In der Sterbevorbereitung gehört die Krankensalbung zu jenen Sakramenten (Buße, Eucharistie, Krankensalbung), die dem Sterbenden Kraft und Trost auf seinem letzten Weg geben sollen.

Vorbereitung

Auf einen Tisch werden Kreuz, Weihwasser, Blumen und Kerzen bereitgestellt. All diese Dinge haben eine Bedeutung.

Das Kreuz:
Gott ist nicht fern. Er hält sich nicht heraus aus dem Leben. Er ist gerade in den schweren Zeiten an der Seite derer, die leiden.

Die Kerzen:
Christus ist das Licht. Er scheint in die Dunkelheit menschlicher Angst und möchte Hoffnung geben.

Blumen:
Der Mensch ist vergänglich, aber im Glauben erblüht ihm neues Leben.

Weihwasser:
Es erinnert an die Taufe.

Beginn

Der Priester begrüßt alle Anwesenden und wünscht ihnen den Frieden Christi:
Der Friede sei mit diesem Haus
und mit allen, die darin wohnen.

Reichen des Weihwassers

Der Priester nimmt Weihwasser und bekreuzigt sich damit. Er reicht es dem/der Kranken und den Anwesenden, damit sie sich selber bekreuzigen, oder er besprengt sie. Dazu kann er sprechen:
Aus dem Wasser und dem Heiligen Geist hat Gott uns neues Leben geschenkt. Wir sind getauft im Namen des Vaters und des Sohnes † und des Heiligen Geistes.
oder:
Besprenge mich, Herr, und ich werde rein. Wasche meine Schuld, von meinen Sünden mache mich rein.
oder:
Christus hat uns geliebt und sich für uns hingegeben. Im Wasser der Taufe hat er uns gereinigt und geheilt.

Eröffnungsgebet oder Einführung

Es folgt eine erklärende Einleitung zur Salbung in etwa folgenden Worten:
Liebe Brüder und Schwestern / liebe Anwesende, wir sind hier im Namen Christi versammelt. Aus den Evangelien wissen wir, dass kranke Menschen zu Jesus kamen, um ihn um Heilung oder Stärkung in ihrem Leiden zu bitten. Nun ist Christus, der selber für uns gelitten hat, mitten unter uns. Durch den Apostel Jakobus hat er uns aufgetragen: „Ist einer von euch krank? Dann rufe er die Ältesten der Gemeinde zu sich: Sie sollen über ihn beten und ihn mit Öl salben.

Das Gebet aus dem Glauben wird den Kranken retten, und der Herr wird ihn aufrichten, und wenn er Sünde begangen hat, werden sie ihm vergeben."

Darum komme ich heute als Priester der Kirche zu Ihnen, unserem kranken Bruder / unserer kranken Schwester, um über Sie zu beten und Sie im Namen des Herrn mit Öl zu salben. Im gemeinsamen Gebet empfehlen wir Sie der Gnade und der Kraft Christi, damit er Ihnen Erleichterung und Heil schenke.

Schuldbekenntnis

Der Kranke kann eine persönliche sakramentale Beichte ablegen. In diesem Fall bittet der Priester die übrigen Anwesenden, das Zimmer vorübergehend zu verlassen. Falls der/die Kranke nicht beichtet, folgt das Allgemeine Schuldbekenntnis, das der Priester mit den folgenden Worten einleitet:

Brüder und Schwestern, damit wir die Feier der Krankensalbung in der rechten Gesinnung begehen, prüfen wir uns selbst und bekennen unsere Schuld.

Es folgt eine kurze Stille, danach sprechen alle gemeinsam das Schuldbekenntnis:

Ich bekenne Gott, dem Allmächtigen,
und allen Brüdern und Schwestern,
dass ich Gutes unterlassen und Böses getan habe
– ich habe gesündigt
in Gedanken, Worten und Werken –
durch meine Schuld, durch meine Schuld,
durch meine große Schuld.
Darum bitte ich die selige Jungfrau Maria,
alle Engel und Heiligen
und euch, Brüder und Schwestern,
für mich zu beten bei Gott, unserem Herrn.

Vergebungsbitte

Der Priester spricht:

Der allmächtige Gott erbarme sich unser. Er lasse uns die Sünden nach und führe uns zum ewigen Leben.

Alle antworten:

Amen.

Wortgottesdienst

Einer/eine der Anwesenden, notfalls der Priester selbst, liest einen geeigneten Abschnitt aus der Heiligen Schrift vor, z.B.

Lesung aus dem ersten Johannesbrief (1 Joh 3,18-23):

Meine Kinder, wir wollen nicht mit Wort und Zunge lieben, sondern in Tat und Wahrheit.

Daran werden wir erkennen, dass wir aus der Wahrheit sind, und werden unser Herz in seiner Gegenwart beruhigen.

Denn wenn das Herz uns auch verurteilt – Gott ist größer als unser Herz, und er weiß alles.

Liebe Brüder, wenn das Herz uns aber nicht verurteilt, haben wir gegenüber Gott Zuversicht;

alles, was wir erbitten, empfangen wir von ihm, weil wir seine Gebote halten und tun, was ihm gefällt.

Und das ist sein Gebot: Wir sollen an den Namen seines Sohnes Jesus Christus glauben und einander lieben, wie es seinem Gebot entspricht.

oder Mt 8,5-10.13
oder Lk 10,5-6.8a.9

Gesang und/oder kurze Auslegung

Je nach Situation kann auf die Lesung ein Gesang (Psalm) und/oder eine Auslegung folgen

Feier der Salbung

Anrufungen

Das Gebet soll der Situation möglichst angepasst sein. Die Bitten kön-
nen von den Anwesenden vortragen werden, z.B.

Z.: Lasst uns den Herrn bitten für unseren kranken Bru-
der/unsere kranke Schwester N. und für alle, die ihn/sie
pflegen und die für ihn/sie sorgen:

V.: Herr, nimm dich gütig dieses/dieser Kranken an:

A.: Wir bitten dich, erhöre uns.

V.: Gib seinem/ihrem Körper neue Kraft.

A.: Wir bitten dich, erhöre uns.

V.: Lass seine/ihre Ängste schwinden.

A.: Wir bitten dich, erhöre uns.

V.: Befreie ihn/sie von aller Sünde und aller Versuchung.

A.: Wir bitten dich, erhöre uns.

V.: Eile allen Kranken mit deiner Gnade zu Hilfe.

A.: Wir bitten dich, erhöre uns.

V.: Stärke mit deiner göttlichen Hilfe alle, die ihnen beistehen.

A.: Wir bitten dich, erhöre uns.

V.: Schenke diesem/dieser Kranken, dem/der wir in deinem
Namen die Hände auflegen, Leben und Heil.

A.: Wir bitten dich, erhöre uns.

Handauflegung

Der Priester legt schweigend dem/der Kranken kurze Zeit die Hände
auf.

Lobpreis und Anrufung Gottes über dem Öl
(oder Weihe des Krankenöls)

Steht vom Bischof geweihtes Krankenöl zur Verfügung, spricht der Priester den Lobpreis und die Anrufung Gottes über dem Öl. Ansonsten segnet der Priester das Öl.

Z.: Sei gepriesen, Gott, allmächtiger Vater: Für uns und zu unserem Heil hast du deinen Sohn in diese Welt gesandt.
Wir loben dich.
A.: Wir preisen dich.

Z.: Sei gepriesen, Gott, eingeborener Sohn: Du bist in die Niedrigkeit unseres Menschenlebens gekommen, um unsere Krankheiten zu heilen.
Wir loben dich.
A.: Wir preisen dich.

Z.: Sei gepriesen, Gott, Heiliger Geist, du unser Beistand: Du gibst uns Kraft und stärkst uns in den Gebrechlichkeiten unseres Leibes.
Wir loben dich.
A.: Wir preisen dich.

Z.: Herr schenke deinem Diener/deiner Dienerin, der/die mit diesem heiligen Öl in der Kraft des Glaubens gesalbt wird, Linderung seiner/ihrer Schmerzen und stärke ihn/sie in seiner/ihrer Schwäche.
Durch Christus, unseren Herrn.
A.: Amen.

Heilige Salbung
Der Priester nimmt das heilige Öl und salbt den Kranken/ die Kranke auf der Stirn und auf den Händen. Er spricht bei der Salbung auf der Stirn:

Z.: Durch diese heilige Salbung helfe dir der Herr in seinem reichen Erbarmen, er stehe dir bei mit der Kraft des Heiligen Geistes:

A.: Amen.

Bei der Salbung auf den Händen spricht er:

Z.: Der Herr, der dich von Sünden befreit, rette dich, in seiner Gnade richte er dich auf.

A.: Amen.

Gebet nach der Salbung

Als Überleitung zum Gebet nach der Salbung können Kyrie-Rufe gesprochen werden.

V.: Herr Jesus Christus, du hast unsere Schwachheiten auf dich genommen und unsere Schmerzen getragen:
Herr, erbarme dich (unser).

A.: Herr, erbarme dich (unser).

V.: Du hast dich in Liebe des Volkes erbarmt, hast Wohltaten gespendet und Kranke geheilt:
Christus, erbarme dich (unser).

A.: Christus, erbarme dich (unser).

V.: Du hast deinen Aposteln aufgetragen, den Kranken die Hände aufzulegen:
Herr, erbarme dich (unser).

A.: Herr, erbarme dich (unser).

Z.: Wir bitten dich, Herr, unser Erlöser: Durch die Kraft des Heiligen Geistes hilf diesem/dieser Kranken in seiner/ihrer Schwachheit. Heile seine/ihre Wunden und verzeihe ihm/ihr die Sünden. Nimm von ihm/ihr alle seelischen und körperlichen Schmerzen. In deinem Erbarmen richte ihn/sie auf und mache ihn/sie gesund an Leib und Seele, damit er/sie sich wiederum seinen/ihren Aufgaben widmen kann. Der du lebst und herrschst in alle Ewigkeit. *A.:* Amen.

Gebet des Herrn

Der Priester lädt etwa mit folgenden Worten alle ein, das Gebet des Herrn zu sprechen:

Z.: Lasst uns gemeinsam um das Kommen des Gottesreiches rufen, so wie der Herr es uns gelehrt hat:

A.: Vater unser im Himmel,
Geheiligt werde dein Name.
Dein Reich komme.
Dein Wille geschehe, wie im Himmel so auf Erden.
Unser tägliches Brot gib uns heute.
Und vergib uns unsere Schuld,
wie auch wir vergeben unsern Schuldigern.
Und führe uns nicht in Versuchung,
sondern erlöse uns von dem Bösen.
Denn dein ist das Reich und die Kraft
und die Herrlichkeit in Ewigkeit. Amen.

Das Versehen mit den Sakramenten auf dem Weg des Sterbens

Sterben ist mehr als nur der Abschluss des Lebens. Im Sterben stellen sich ein letztes Mal sehr persönliche Fragen: „Wie habe ich gelebt?", „Welche Spuren hinterlasse ich auf dieser Welt?", „Was wird nun mit mir werden?" Manche Menschen entdecken jetzt, dass es einen Schöpfer gibt, der ihnen dieses Leben anvertraut hat. Manch einem wird bewusst, dass die Verheißung des ewigen Lebens eben doch kein automatisches Hinübergleiten in eine andere Welt bedeutet, sondern an die gelebte Beziehung zu Gott gebunden ist. „Wie werde ich vor diesem Gott dastehen?", so wird sich mancher fragen, auch manch glaubender Mensch. Bei einigen löst dieses Erkennen wohl Unbehagen und Furcht aus, bei anderen eine verstärkte Sehnsucht nach Gott. Daher ist es der Kirche besonders wichtig, dass ein Mensch sich geistlich auf seinen Tod vorbereiten kann und dazu auch die notwendige Unterstützung erfährt. Die sakramentale Begleitung schafft einen geschützten Raum, in dem sich der einzelne bewusst mit seinem Leben auseinandersetzen kann, um in der Erkenntnis seiner Unzulänglichkeit und Schuld durch Reue, Bekenntnis, Buße und Lossprechung durch den Priester der Gnade Gottes gewiss zu werden. In diesem Zusammenhang ist das Versehen mit den Sterbesakramenten außerordentlich wichtig. Beichte, Eucharistie und Krankensalbung bilden hier einen Dreiklang. Es fällt auf, dass gerade in der älteren Generation das Bewusstsein dafür vorhanden ist – oftmals auch bei Menschen, die schon länger nicht mehr praktizierende Christen waren.

Auch die heilige Kommunion wird von vielen Schwerstkranken und Sterbenden in den letzten Wochen ihres Lebens als Trost und innere Vorbereitung auf den Tod gewünscht. Die Kommunion wird dann zum „viaticum" zur sakramentalen Wegzehrung auf dem Weg in die ewige Heimat. Die Angst vor dem Sterben kann somit einer getrösteten Zuversicht weichen, vielleicht sich sogar in eine beginnende Vorfreude auf die himmlische Herrlichkeit verwandeln. Auf Wunsch wird die heilige Kommunion auch als Krankenkommunion ins Haus oder die Pflegeeinrichtung gebracht. Vielen Kranken gibt dies in der Bewältigung ihres Leidensweges große innerliche Kraft.

Der Versehgang
im katholischen Ritus

Eröffnung
P: Die Gnade des Herrn Jesus, der den Kranken seine Liebe schenkt, sei mit euch.
A.: Und mit deinem Geiste.

Verehrung der Eucharistie
Der Priester stellt das Gefäß mit dem Allerheiligsten auf den Tisch und verehrt zusammen mit allen Anwesenden in stiller Anbetung das Sakrament. Die stille Anbetung kann abgeschlossen werden mit den Worten:

Z.: Gelobt und gepriesen sei ohne End Jesus Christus im heiligsten Sakrament.

Reichen des Weihwassers
Der Priester nimmt Weihwasser und bekreuzigt sich damit. Er reicht es dem/der Kranken und den anderen Anwesenden, damit sie sich selbst bekreuzigen, oder er besprengt sie. Dazu kann er sprechen:

Z.: Aus dem Wasser und dem Heiligen Geist hat Gott uns neues Leben geschenkt. Wir sind getauft im Namen des Vaters und des Sohnes † und des Heiligen Geistes.

Einführung – Schriftwort
Wenn es notwendig ist, bereitet der Priester den Kranken/die Kranke in einem Gespräch auf den Empfang der Sakramente vor. Auch kann er den Kranken/die Kranke durch einen kurzen Text aus dem Evangelium einladen, Reue zu erwecken und sich in Liebe Gott zuzuwenden.

Z.: Jesus spricht: Kommt alle zu mir, die ihr euch plagt und schwere Lasten zu tragen habt. Ich werde euch Ruhe verschaffen. Nehmt mein Joch auf euch und lernt von mir; denn ich bin gütig und von Herzen demütig; so werdet ihr Ruhe finden für eure Seele. Denn mein Joch drückt nicht, und meine Last ist leicht.
(Mt 11,28-30)

Der Priester kann auch eine der Situation des/der Kranken angepasste Gebetseinladung an die Anwesenden richten.

Z.: Liebe Brüder und Schwestern! Der Herr Jesus Christus ist immer bei uns und belebt uns ständig neu mit der Gnade seiner Sakramente. Durch den Dienst der Priester spricht er die Bußfertigen los, stärkt die Kranken mit einer heiligen Salbung und erhält jene, die seine Ankunft erwarten, durch die sakramentale Wegzehrung in der Hoffnung auf das ewige Leben. Lasst uns nun unserem Bruder/unserer Schwester N. durch unser Gebet in Liebe beistehen, wenn wir ihm/ihr auf seine/ihre Bitte hin diese drei Sakramente spenden.

Feier der Buße
Wenn der/die Kranke es wünscht, empfängt er/sie jetzt das Sakrament der Buße.

Schuldbekenntnis
Empfängt der/die Kranke das Bußsakrament nicht, oder möchten noch andere kommunizieren, lädt der Priester den Kranken/die Kranke und die übrigen Anwesenden mit etwa folgenden Worten zum Schuldbekenntnis ein:

Z.: Mein Gott, du hast mich erschaffen, damit ich dir diene. Mein Leben geht nun zu Ende. Ich aber muss bekennen: Oft habe ich nicht nach deinem Willen gelebt. Oft habe ich

deine Liebe vergessen und dich verlassen. Oft habe ich gesündigt. Komm mir entgegen als der gute Vater. Vergib mir alle Sünden meines Lebens. Ich bin nicht wert, dein Kind zu sein. Nimm mich dennoch auf in dein Vaterhaus. Lass mich bei dir vollendet werden und teilnehmen am himmlischen Hochzeitsmahl durch Christus, unseren Herrn.
A.: Amen.

Ablass in der Sterbestunde

Die Spendung des Bußsakramentes oder das Schuldbekenntnis können abgeschlossen werden mit dem vollkommenen Ablass in der Sterbestunde. Diesen kann nur der Priester in einer der beiden folgenden Formen erteilen. Er soll nach Möglichkeit auf die Voraussetzungen hinweisen: die Reue über alle Sünden des Lebens, die willige Annahme des Todes, den Glauben an die Heilsgemeinschaft der Gläubigen in der Kirche und die apostolische Vollmacht der Vergebung. er kann dies mit folgenden Worten tun:

Z.: Der Mensch kann sich nicht selbst aus seiner Schuld befreien. Wenn wir aber unsere Sünden bereuen, vergibt uns Gott. Der Päpstliche Segen, den ich Ihnen nun erteile, ist ein besonderer Dienst der Kirche an den Kranken. Die Kirche hilft Ihnen durch die ganze Kraft ihrer Fürbitte in der endgültigen Bewältigung der Schuld. Vertrauen Sie daher auf Gott; er vergibt Ihnen, und seine liebende Hand führt Sie durch den Tod zum Leben.

Z.: Auf Grund der mir vom Apostolischen Stuhl verliehenen Vollmacht gewähre ich dir vollkommenen Ablass und Vergebung aller Sünden im Namen des Vaters und des Sohnes †
und des Heiligen Geistes.
A.: Amen.

oder:

Z.: Durch die heiligen Geheimnisse unserer Erlösung erlasse dir der allmächtige Gott alle Strafen des gegenwärtigen und zukünftigen Lebens. Er öffne dir die Pforten des Paradieses und führe dich zu der immerwährenden Freude.
A.: Amen.

Bekenntnis des Glaubens

Vor dem Empfang der Wegzehrung soll der/die Kranke nach Möglichkeit das Bekenntnis des Glaubens, auf der er/sie getauft ist, erneuern. Dazu kann die Sterbekerze (Taufkerze, Osterkerze) entzündet werden. Der Priester weist kurz darauf hin. Er fragt den Kranken/die Kranke:

Z.: Glaubst du an Gott, den Vater, den Allmächtigen, den Schöpfer des Himmels und der Erde?
Der/die Kranke: Ich glaube.
Z.: Glaubst du an Jesus Christus, seinen eingeborenen Sohn, unseren Herrn, der geboren ist von der Jungfrau Maria, der gelitten hat und begraben wurde, von den Toten auferstand und zur Rechten des Vaters sitzt?
Der/die Kranke: Ich glaube.
Z.: Glaubst du an den Heiligen Geist, die heilige katholische Kirche, die Gemeinschaft der Heiligen, die Vergebung der Sünden, die Auferstehung der Toten und das ewige Leben?
Der/die Kranke: Ich glaube.

Fürbitten

Auch können Fürbitten eingefügt werden, angepasst an den Zustand und das Verständnis des/der Kranken sowie der Anwesenden.
Z.: Lasst uns Gott, den Vater, bitten für unseren Bruder/unsere Schwester N., der/die in dieser Stunde durch die heiligen Sakramente gestärkt werden soll.

V.: Herr, blicke gütig auf ihn/sie und erkenne in ihm/ihr das Angesicht deines leidenden Sohnes.

A.: Wir bitten dich, erhöre uns.

V.: Stärke und bewahre ihn/sie in deiner Liebe.

A.: Wir bitten dich, erhöre uns.

V.: Schenke ihm/ihr deine Kraft und deinen Frieden.

A.: Wir bitten dich, erhöre uns.

Spendung der Firmung

Wenn der/die Kranke das Sakrament der Firmung noch nicht empfangen hat, kann es ihm jetzt gespendet werden. Im Falle von Todesgefahr besitzt jeder Priester die Vollmacht zu firmen.

Handauflegung und Gebet
Der Priester legt dem/der Kranken die Hände auf und spricht:

Z.: Allmächtiger Gott, Vater unseres Herrn Jesus Christus, du hast diesen deinen Diener/diese deine Dienerin in der Taufe von der Schuld Adams befreit, du hast ihm/ihr aus dem Wasser und dem Heiligen Geist neues Leben geschenkt. Wir bitten dich, Herr, sende ihm/ihr den Heiligen Geist, den Beistand. Gib ihm/ihr den Geist der Weisheit und der Einsicht, des Rates, der Erkenntnis und der Stärke, den Geist der Frömmigkeit und der Gottesfurcht. Durch Christus, unseren Herrn.

A.: Amen.

Chrisamsalbung
Dann taucht der Priester den rechten Daumen in den Chrisam und zeichnet damit auf die Stirn des/der Kranken ein Kreuz. Dabei spricht er:

Z.: N., sei besiegelt durch die Gabe Gottes, den Heiligen Geist.

Der/die Gefirmte antwortet, wenn er/sie das kann: Amen.

Krankensalbung

Handauflegung
Der Priester legt schweigend dem/der Kranken kurze Zeit die Hände auf.

Lobpreis und Anrufung Gottes über dem Öl
(oder Weihe des Krankenöls)
Steht vom Bischof geweihtes Krankenöl zur Verfügung, spricht der Priester den Lobpreis und die Anrufung Gottes über dem Öl. Ansonsten segnet der Priester das Öl.

Z.: Sei gepriesen, Gott, allmächtiger Vater: Für uns und zu unserem Heil hast du deinen Sohn in diese Welt gesandt.
Wir loben dich.
A.: Wir preisen dich.

Z.: Sei gepriesen, Gott, eingeborener Sohn: Du bist in die Niedrigkeit unseres Menschenlebens gekommen, um unsere Krankheiten zu heilen.
Wir loben dich.
A.: Wir preisen dich.

Z.: Sei gepriesen, Gott, Heiliger Geist, du unser Beistand: Du gibst uns Kraft und stärkst uns in den Gebrechlichkeiten unseres Leibes.
Wir loben dich.
A.: Wir preisen dich.

Z.: Herr schenke deinem Diener/deiner Dienerin, der/die mit diesem heiligen Öl in der Kraft des Glaubens gesalbt wird, Linderung seiner/ihrer Schmerzen und stärke ihn/sie in seiner/ihrer Schwäche.
Durch Christus, unseren Herrn.
A.: Amen.

Heilige Salbung

Der Priester nimmt das heilige Öl und salbt den Kranken/ die Kranke auf der Stirn und auf den Händen. Er spricht bei der Salbung auf der Stirn:

Z.: Durch diese heilige Salbung helfe dir der Herr in seinem reichen Erbarmen, er stehe dir bei mit der Kraft des Heiligen Geistes:
A.: Amen.

Bei der Salbung auf den Händen spricht er:

Z.: Der Herr, der dich von Sünden befreit, rette dich, in seiner Gnade richte er dich auf.
A.: Amen.

Wegzehrung

Beim Hinübergang aus diesem Leben wird der Gläubige durch die Wegzehrung mit dem Leib und Blut Christi gestärkt und enthält damit das Unterpfand der Auferstehung (vgl. Joh 6,54). Die Verpflichtung zum Empfang der Wegzehrung gilt für alle Getauften, die die heilige Kommunion empfangen können. Alle Gläubigen sind nämlich im Falle von Todesgefahr, wie immer sie verursacht sein mag, an das Gebot, die heilige Kommunion zu empfangen, gebunden.

Gebet des Herrn

Z.: Lasst uns gemeinsam um das Kommen des Gottesreiches beten, in dem alle Vergebung finden und frei sind vom Bösen:

A.: Vater unser im Himmel,
Geheiligt werde dein Name.
Dein Reich komme.
Dein Wille geschehe, wie im Himmel so auf Erden.
Unser tägliches Brot gib uns heute.
Und vergib uns unsere Schuld,
wie auch wir vergeben unsern Schuldigern.
Und führe uns nicht in Versuchung,
sondern erlöse uns von dem Bösen.
Denn dein ist das Reich und die Kraft
und die Herrlichkeit in Ewigkeit. Amen.

Einladung zur Kommunion

Dann zeigt der Priester das heilige Sakrament und spricht:

Z.: Seht das Lamm Gottes, das hinwegnimmt die Sünde der Welt.

Wenn möglich, spricht der/die Kranke mit allen anderen, die die Kommunion empfangen möchten:

A.: Herr, ich bin nicht würdig, dass du eingehst unter mein Dach, aber sprich nur ein Wort, so wird meine Seele gesund.

Z.: Selig, die zum Hochzeitsmahl des Lammes geladen sind.

Kommunion mit besonderen Spendeworten

Die Kommunion kann unter der Gestalt des Brotes (je nachdem als kleiner Partikel), unter beiden Gestalten (z.B. durch Eintauchen eines eucharistischen Brotpartikels in das kostbare Blut) oder allein unter der Gestalt des Weines (z.B. mit Hilfe einer Pipette auf die Zunge) gespendet werden.

Der Priester tritt zum/zur Kranken hin, zeigt ihm/ihr das Sakrament und spricht:

Z.: Der Leib Christi *(oder:* Der Leib und das Blut Christi *oder:* Das Blut Christi).
Der/die Kranke: Amen.

Der Priester fügt unmittelbar oder nachdem er die heilige Kommunion gereicht hat, an:

Z.: Christus bewahre dich und führe dich zum ewigen Leben.
Der/die Kranke: Amen.

Die Anwesenden, die zu kommunizieren wünschen, empfangen das Sakrament in der gewohnten Weise.

Gebet nach der Kommunion
Der Priester spricht nach der Gebetseinladung die Schlussoration.

Z.: Gott, du Vater des Erbarmens und Tröster der Betrübten. Schau gnädig auf deinen Diener/deine Dienerin N., der/die auf dich vertraut. Seine/Ihre Leiden drücken ihn/sie nieder; richte ihn/sie auf durch die Gnade der heiligen Salbung und stärke ihn/sie mit dem Leib und Blut deines Sohnes, damit er/sie in der Kraft dieser Speise den Weg geht, den du ihm/ihr zeigst als wahren Weg zum Leben. Durch Christus, unseren Herrn.
A.: Amen.

Abschluss

Der Priester segnet den Kranken/ die Kranke und die Anwesenden.

Z.: Der Segen des allmächtigen Gottes, des Vaters und des Sohnes † und des Heiligen Geistes, komme auf euch herab und bleibe bei euch allezeit.
A.: Amen.

***

Abschied vom Sterbenden –
ein evangelisches Ritual

Vorbereitung

Bestimmen Sie einen Leiter oder eine Leiterin der Zeremonie und sorgen Sie für genügend Sitzplätze im Raum. Versuchen Sie, eine schöne Atmosphäre zu schaffen (z.B. mit Kerzen und Blumen).

Wenn es nötig ist, dann halten Sie die Texte der Gebete, die man gemeinsam spricht, in ausreichender Anzahl bereit.

In ein kleines Schälchen können Sie gutes Öl geben (es bieten sich vor allem naturbelassene Duftöle mit einer leichten Zitrusnote aus der Apotheke an).

Eingang

Im Namen Gottes,
des Vaters und des Sohnes und des Heiligen Geistes.
Amen.

Wort aus der Bibel

Voller Vertrauen wenden wir uns in dieser schweren Stunde an Gott. Wir suchen bei ihm Trost und Halt auf dem schweren Weg, den wir nun miteinander gehen. Im Propheten Jesaja *(Jes 43,1)* heißt es: „Doch nun spricht der Herr, der dich geschaffen hat (…): Fürchte dich nicht, denn ich habe dich erlöst; ich habe dich bei deinem Namen gerufen; du bist mein!"

Gebet

Herr, du liebst mich.
Du wirst auch auf dem letzten Abschnitt meines Lebens mit mir sein.
Gerne wären wir noch viele Jahre beieinander gewesen.
Es ist anders gekommen.

Hilf uns, dass wir in Frieden voneinander Abschied nehmen können.

Stärke in uns die Gewissheit, dass du alles Leben in deiner Hand hast.

Du hast mich auf meinem Lebensweg begleitet.

Erhalte uns den Glauben, dass du uns das ewige Leben schenkst.

Dir befehlen wir uns an in Zeit und Ewigkeit.

Segne uns, o Herr.

Amen.

Lied

Unsern Ausgang segne Gott,
unsern Eingang gleichermaßen,
segne unser täglich Brot,
segne unser Tun und Lassen,
segne uns mit sel'gem Sterben
und mach uns zu Himmelserben.

Hartmann Schenck (1674, 1680), in: EG 163.

Vaterunser

Vater unser im Himmel,
geheiligt werde dein Name.
Dein Reich komme.
Dein Wille geschehe
wie im Himmel so auf Erden.
Unser tägliches Brot gib uns heute.
Und vergib uns unsere Schuld,
wie auch wir vergeben unseren Schuldigern.
Und führe uns nicht in Versuchung,
sondern erlöse uns von dem Bösen.
Denn dein ist das Reich und die Kraft
und die Herrlichkeit in Ewigkeit. Amen.

Segen

Es segne und behüte uns Gott,
der Allmächtige und Barmherzige,
Vater, Sohn und Heiliger Geist.
Amen.

Vorschlag für ein freieres christliches Ritual

Einführung

Liebe ... / Lieber ...! Wir sind zusammengekommen, um Abschied zu nehmen.
Wir wissen, dass wir nicht mehr lange beieinander sein werden.
Das tut weh.
Wir möchten nicht nur schweigen,
sondern uns bewusst einlassen auf den Weg,
den wir jetzt miteinander gehen müssen.

Worte an den Sterbenden

Liebe ... / Lieber ...,
von Herzen danken wir dir für die gemeinsame Lebenszeit.
Wir danken dir für all die Liebe,
für alles Lachen, für allen Mut und alle Kraft,
die du uns geschenkt hast.

Viel Schönes haben wir zusammen erlebt,
das uns jetzt in wache Erinnerung kommt.
Dafür danken wir dir.
Wir wissen aber auch um all das,
was uns das Miteinander schwer gemacht hat.
Wo wir es versäumt haben,
gut miteinander umzugehen.

So sehnen wir uns danach,
versöhnt und in Frieden auseinander gehen zu können.

Diesen Frieden können wir nicht selber machen –
Wir spüren, dass Versöhnung ein Geschenk ist,
das wir uns nicht selber geben können.

So wollen wir einander aufrichtig um Vergebung bitten und einander verzeihen.

Gerade beim Abschiednehmen ahnen wir,
dass es mehr gibt als nur dieses irdische Leben.
Es ist die Ewigkeit, die unser Leben umschließt.

Wir treten vor unseren Schöpfer, der uns das Leben gab.
Wir beugen uns vor ihm und bekennen,
dass wir seine guten Gebote missachtet haben.
Wir haben ihn, der die Quelle unseres Lebens ist,
oft nicht als solche in unserem Leben erkannt und seine Gegenwart gesucht.
Herr, sei uns gnädig, vergib uns.

– kurze Stille –

Gemeinsames Gebet um Vergebung
Allmächtiger Gott,
Du siehst, was in unserem Leben nicht in Ordnung ist.
Wir bringen es in der Stille vor dich.
Stille
Wir bereuen unsere Verfehlungen
Und bitten dich um dein heilendes Erbarmen.
Vergib uns unsere Schuld! Amen.

Weggeleit
Es ist die Hoffnung des Glaubens, die uns auf diesem Weg tröstet und uns zuspricht,
dass keiner von uns alleine ist. Gott will bei uns sein.
Er, der deinem Leben den Anfang gegeben hat
und der dich nun zu sich ruft, sei dir nahe.
Du gehst nicht allein.
Dich begleitet unsere Liebe.

Möge auch der Engel Gottes dich begleiten
auf deinem Weg in die unsichtbare Welt.
Du gehst nicht allein.
Unsere Gedanken und Gebete begleiten dich.

So bitten wir Gott um seine Gnade und Barmherzigkeit und
sprechen voll Vertrauen:

Vaterunser
Vater unser im Himmel,
geheiligt werde dein Name,
dein Reich komme, dein Wille geschehe,
wie im Himmel so auch auf Erden.
Unser tägliches Brot gib uns heute,
und vergib uns unsere Schuld,
wie auch wir vergeben unseren Schuldigern.
Und führe uns nicht in Versuchung,
sondern erlöse uns von dem Bösen.
Denn dein ist das Reich und die Kraft
und die Herrlichkeit in Ewigkeit.
Amen.

Das Zeichen der Salbung (evangelischer Ritus)
Dieses Salböl, mit dem ich dir nun das Zeichen des Heils auf
die Stirn zeichne, soll Dir die Liebe und Zuwendung Gottes
zeigen, der zu dir sagt: Sei getrost und unverzagt!
Es soll uns darin trösten, dass du nicht weggehst, sondern
nur hinübergehst in eine andere Welt.
So gehen wir miteinander – und jeder sagt dir still im Herzen, mit Worten, mit einem Händedruck: Gott sei mit dir!

*Stille – wer möchte, kann der Sterbenden / dem Sterbenden mit dem
Öl ein Kreuz auf die Hand zeichnen.*

Es ist auch möglich, dem Sterbenden einen Segenswunsch, einen Bibel-vers oder ein gutes Wort mit auf den Weg zu geben.

Von guten Mächten wunderbar geborgen,
erwarten wir getrost, was kommen mag.
Gott ist mit uns am Abend und am Morgen
und ganz gewiss an jedem neuen Tag.

Dietrich Bonhoeffer EG 541/GL 430 (7. Strophe)

Segensgebet
Liebe N./Lieber N.,
Gott stärke dich auf deinem letzten Weg.

Der Herr segne dich und behüte dich,
der Herr lasse sein Angesicht leuchten über dir
und sei dir gnädig,
der Herr erhebe sein Angesicht auf dich
und gebe dir ewigen Frieden. Amen.

Betende Begleitung beim Sterben
(katholische Form)

Anzünden der Sterbekerze

Nach altem Brauch wird zur Sterbelitanei und während der Gebete unmittelbar vor dem Verscheiden die Sterbekerze (Taufkerze, Oster-kerze) angezündet. Im Gedenken an den Sieg Jesu Christi über die Macht des Todes am Ostermorgen beten wir:

V.: Christus ist glorreich auferstanden vom Tod.
Sein Licht vertreibe das Dunkel der Herzen.

Die Sterbelitanei

V./A.: Herr, erbarme dich.
V./A.: Christus, erbarme dich.
V./A.: Herr, erbarme dich.

V.: Heilige Maria, Mutter Gottes
                              A.: Bitte für ihn/sie.
V.: Heiliger Michael   *A.:* Bitte für ihn/sie.
Alle heiligen Engel und Erzengel
                              A.: Bittet für ihn/sie.
Heiliger Abel
Heiliger Abraham
Heiliger Johannes der Täufer
Heiliger Josef
Alle heiligen Patriarchen und Propheten
Heiliger Petrus
Heiliger Paulus
Heiliger Andreas
Heiliger Johannes
Alle heiligen Apostel und Evangelisten
Alle heiligen Jünger des Herrn

Heiliger Stephanus
Heiliger Laurentius
Heiliger Sebastian
Heilige Agnes
Heilige Luzia
Heilige Barbara
Alle heiligen Märtyrer
Heiliger Gregor
Heiliger Athanasius
Heiliger Augustinus
Heiliger Martin
Alle heiligen Päpste und Bischöfe
Heiliger Benedikt
Heiliger Franziskus
Heiliger Kamillus
Heilige Maria Magdalena
Heilige Monika

An dieser Stelle können weitere Heilige, besonders die Patrone des/der Sterbenden, der Familie und des Ortes, angerufen werden.

Alle Heiligen Gottes

V.: Jesus, sei uns gnädig.   *A.:* Herr befreie uns.

Sei uns barmherzig
Von allem Bösen
Von der Gewalt des bösen Feindes
Von der ewigen Verdammnis
Durch deine Geburt und dein heiliges Leben
Durch dein Kreuz und Leiden
Durch die Hingabe deines Lebens
Durch dein Blut, das du für uns vergossen hast
Durch deine Auferstehung zum neuen Leben
Durch deine Heimkehr zum Vater
Durch die Sendung des Heiligen Geistes, des Trösters
Durch deine Gegenwart bis zum Ende der Zeit
Am Tage deiner Wiederkunft

V.: Wir armen Sünder.

A.: Wir bitten dich, erhöre uns.

V.: Vollende deinen Diener/deine Dienerin N. im ewigen Leben, das du ihm/ihr in der Taufe verheißen hast.

A.: Wir bitten dich, erhöre uns.

V.: Gib deinem Diener/deiner Dienerin N., der/die vom Brot des Lebens gegessen hat, auch Anteil an deiner Herrlichkeit.

A.: Wir bitten dich, erhöre uns.

V.: Jesus, Sohn des lebendigen Gottes.

A.: Erbarme dich unser.

V.: Christus, höre uns.

A.: Christus, erhöre uns.

Erwecke einen Akt vollkommener Reue:

Barmherziger Gott, aus Liebe zu Dir bereue ich alle meine Sünden und bitte Dich um Vergebung all meiner Schuld!

Gebete vor dem Verscheiden

Wenn der Augenblick des Verscheidens unmittelbar bevorzustehen scheint, kann einer/eine der Anwesenden, je nach Einstellung des/der Sterbenden, eines (oder alle) der folgenden Gebete sprechen:

Gebet „Proficíscere" (8. Jh.)

V.: Mache dich auf den Weg,
Bruder/Schwester in Christus,
im Namen Gottes, des allmächtigen Vaters,
der dich erschaffen hat;
im Namen Jesu Christi,
des Sohnes des lebendigen Gottes,
der für dich gelitten hat;
im Namen des Heiligen Geistes,

der über dich ausgegossen worden ist.
Heute noch sei dir im Frieden
deine Stätte bereitet,
deine Wohnung bei Gott im heiligen Zion,
mit der seligen Jungfrau
und Gottesmutter Maria,
mit dem heiligen Josef
und mit allen Engeln und Heiligen Gottes.

Gebet „Comméndo te" (Petrus Damiani, † 1072)

V.: Lieber Bruder/Liebe Schwester.
Ich empfehle dich dem allmächtigen Gott.
Ihm vertraue ich dich an,
dessen Geschöpf du bist.
Kehre heim zu deinem Schöpfer,
der dich aus dem Staub der Erde gebildet hat.
Wenn du aus diesem Leben scheidest,
eile Maria dir entgegen
mit allen Engeln und Heiligen.
Christus befreie dich,
der für dich gekreuzigt wurde;
er befreie dich, der für dich den Tod gelitten hat;
er gebe dir Wohnrecht in seinem Paradies.
Der wahre und gute Hirt
erkenne dich an als sein eigen.
Er spreche dich los von allen deinen Sünden
und rechne dich zu seinen Erwählten.
Deinen Erlöser sollst du sehen
von Angesicht zu Angesicht,
Gott schauen in alle Ewigkeit.
A.: Amen.

Paradigmengebete „Líbera" (8. Jh.)

V.: Nimm auf, Herr, deinen Diener/ deine Dienerin an den Ort des Heiles, das er/sie von deinem Erbarmen erhoffen darf.

A.: Amen.

V.: Befreie, Herr, deinen Diener/deine Dienerin aus aller Drangsal.

A.: Amen.

V.: Befreie, Herr, deinen Diener/deine Dienerin, wie du Noach aus der Flut befreit hast.

A.: Amen.

V.: Befreie, Herr, deinen Diener/deine Dienerin, wie du Abraham aus Ur in Chaldäa befreit hast.

A.: Amen.

V.: Befreie, Herr, deinen Diener/deine Dienerin, wie du Ijob von seinem Leiden befreit hast.

A.: Amen.

V.: Befreie, Herr, deinen Diener/deine Dienerin, wie du Mose aus der Hand des Pharao befreit hast.

A.: Amen.

V.: Befreie, Herr, deinen Diener/deine Dienerin, wie du Daniel aus der Löwengrube befreit hast.

A.: Amen.

V.: Befreie, Herr, deinen Diener/deine Dienerin, wie du die drei Jünglinge aus dem Feuerofen und aus der Hand des Königs befreit hast.

A.: Amen.

V.: Befreie, Herr, deinen Diener/deine Dienerin, wie du Susanna von der falschen Anklage befreit hast.

A.: Amen.

V.: Befreie, Herr, deinen Diener/deine Dienerin, wie du David aus der Hand des Königs Saul und aus der Hand Goliats befreit hast.

A.: Amen.

V.: Befreie, Herr, deinen Diener/deine Dienerin, wie du Petrus und Paulus aus dem Gefängnis befreit hast.

A.: Amen.

V.: Befreie, Herr, deinen Diener/deine Dienerin durch Jesus, unseren Erlöser, der für uns den bitteren Tod auf sich genommen und uns das ewige Leben geschenkt hat.

A.: Amen.

Gebet „Commendámus tibi" (mittelalt.)

V.: Wir empfehlen dir, Herr,
deinen Diener/deine Dienerin N.
und bitten dich, Herr Jesus Christus,
Heiland der Welt:
Nimm unseren Bruder/unsere Schwester N.
gnädig in die Freude deines Reiches auf;
auch um seinetwillen/ihretwillen
bist du in deinem Erbarmen
auf die Erde herabgekommen.
Mag er/sie auch gesündigt haben,
so hat er/sie doch den Vater, den Sohn
und den Heiligen Geist nicht verleugnet;
er/sie hat geglaubt
und Gott, den Schöpfer von allem,
gläubig verehrt.
Ihm ist die Kraft und die Herrlichkeit
in Ewigkeit.

A.: Amen.

Marianische Antiphon „Salve Regina" (11. Jh.)

Sei gegrüßt, o Königin,
Mutter der Barmherzigkeit;
unser Leben, unsre Wonne
und unsre Hoffnung, sei gegrüßt!
Zu dir rufen wir verbannte Kinder Evas;
zu dir seufzen wir
trauernd und weinend in diesem Tal der Tränen.
Wohlan denn, unsre Fürsprecherin,
wende deine barmherzigen Augen uns zu
und nach diesem Elend zeige uns Jesus,
die gebenedeite Frucht deines Leibes!
O gütige, o milde, o süße Jungfrau Maria!

Abschied vom Verstorbenen
(evangelische Form)

Wenn ein Mensch verstorben ist, haben Angehörige oftmals das Bedürfnis, noch einmal gemeinsam von ihm Abschied zu nehmen. Es ist ein besonderer Moment, denn die Seele des Verstorbenen kehrt im Augenblick ihres Todes zurück zu Gott, vor dem sie sich verantworten muss. So ist das Innehalten am Sterbebett nicht nur ein Ausdruck von Trauer und Schmerz, sondern geprägt von der Hoffnung auf Gott, der die Erfüllung des Lebens schenkt.

Oftmals wird diese Abschiedsfeier aber auch als eine Aussegnung begangen, die abgehalten wird, bevor der Leichnam aus dem Haus gebracht wird. Es ist auch üblich, den Pfarrer oder die Pfarrerin um die Durchführung zu bitten.

Eine Aussegnungsfeier kann folgendermaßen ablaufen:

Eingangsgruß
Im Namen Gottes,
des Vaters
und des Sohnes
und des Heiligen Geistes. Amen.

Wort aus der Bibel
Leben wir, so leben wir dem Herrn, sterben wir, so sterben wir dem Herrn. Ob wir leben oder ob wir sterben, wir gehören dem Herrn. (Röm 14,8)

Gebet
Allmächtiger Gott,
unsere liebe/unser lieber N. ist gestorben.
Wir sind noch ganz erfüllt von den Erinnerungen
des gemeinsamen Lebens.
Wir fühlen noch die Gemeinschaft mir ihr/ihm.

Der Abschied ist uns schwergefallen.
Unsere Gedanken sind noch gefangen
von dem, was wir in den letzten Tagen und Stunden
erlebt haben.
Wir danken dir,
dass du uns im Angesicht des Todes eine Hoffnung gibst.
Die Hoffnung auf ein neues Leben.
Dein Sohn Jesus Christus ist uns in den Tod vorausgegangen.
Er hat die Macht des Todes gebrochen.
Wer an ihn glaubt und ihm nachfolgt,
wird diesen Weg ins Leben gehen.
Wir legen N. in deine Hand.
Schenke du ihr/ihm die Auferstehung.
Tröste uns, die wir zurückbleiben,
gib uns Kraft, den Schmerz zu ertragen. Amen.

Psalm
Des Menschen Tage sind wie Gras,
er blüht wie die Blume des Feldes.
Fährt der Wind darüber, ist sie dahin;
der Ort, wo sie stand, weiß von ihr nichts mehr.
Doch die Huld des Herrn währt immer und ewig
für alle, die ihn fürchten und ehren;
sein Heil erfahren noch Kinder und Enkel.
(Ps 103,15-17)

Wort an den Verstorbenen
Es segne dich Gott, der Vater,
der dich nach seinem Ebenbild geschaffen hat.
Es segne dich Gott, der Sohn,
der dich durch sein Leiden und Sterben erlöst hat.
Es segne dich Gott, der Heilige Geist,
der dich zum Leben gerufen und geheiligt hat.

Gott, der Vater und der Sohn und der Heilige Geist,
führe dich auf deinem Weg
durch das Dunkel des Todes hindurch
in seine ewige Herrlichkeit.
Er sei dir gnädig im Gericht
und gebe dir Frieden und ewiges Leben.
Amen.

Lied

Unsern Ausgang segne Gott,
unsern Eingang gleichermaßen,
segne unser täglich Brot,
segne unser Tun und Lassen,
segne uns mit sel'gem Sterben
und mach uns zu Himmelserben.
Hartmann Schenck (1674, 1680), in: EG 163.

Vaterunser

Vater unser im Himmel,
geheiligt werde dein Name.
Dein Reich komme.
Dein Wille geschehe
wie im Himmel so auf Erden.
Unser tägliches Brot gib uns heute.
Und vergib uns unsere Schuld,
wie auch wir vergeben unseren Schuldigern.
Und führe uns nicht in Versuchung,
sondern erlöse uns von dem Bösen.
Denn dein ist das Reich und die Kraft
und die Herrlichkeit in Ewigkeit.
Amen.

Segen

Es segne und behüte uns Gott,
der Allmächtige und Barmherzige,
Vater, Sohn und Heiliger Geist. Amen.

Abschied vom Verstorbenen
(katholischer Ritus)

Wenn ein Mensch verstorben ist, haben Angehörige oftmals das Bedürfnis, noch einmal gemeinsam von ihm Abschied zu nehmen. Es ist ein besonderer Moment, denn die Seele des Verstorbenen kehrt im Augenblick ihres Todes zurück zu Gott, vor dem sie sich verantworten muss. So ist das Innehalten am Sterbebett nicht nur vom persönlichen Abschied und dem Schmerz der Trauer geprägt. Vielmehr ist es ein betendes Begleiten des Verstorbenen, ein Liebesdienst der Fürbitte, in dem der Verstorbene/die Verstorbene dem Erbarmen Gottes empfohlen wird.

Eingangsgruß
Im Namen des Vaters
und des Sohnes †
und des Heiligen Geistes. Amen

Gebete nach dem Verscheiden

Responsorium „Subveníte" (7./8. Jh.)
V.: Kommt herzu, ihr Heiligen Gottes, eilt ihm/ihr entgegen, ihr Engel des Herrn. Nehmt auf seine/ihre Seele und führt sie hin vor das Antlitz des Allerhöchsten.
A.: Nehmt auf seine/ihre Seele und führt sie hin vor das Antlitz des Allerhöchsten.
V.: Christus nehme dich auf, der dich berufen hat, und in das Himmelreich sollen Engel dich geleiten.
A.: Nehmt auf seine/ihre Seele und führt sie hin vor das Antlitz des Allerhöchsten.
V.: Herr, gib ihm/ihr die ewige Ruhe, und das ewige Licht leuchte ihm/ihr.
A.: Nehmt auf seine/ihre Seele und führt sie hin vor das Antlitz des Allerhöchsten.

Die um das Sterbebett Versammelten werden aufgefordert, dem/der Verstorbenen das Kreuz (†) auf die Stirn zu zeichnen.

V.: Lasset uns beten:
Herr, unser Gott, wir empfehlen dir
unseren Bruder/unsere Schwester N.
In den Augen der Welt ist er/sie tot.
Lass ihn/sie leben bei dir.
Und was er/sie aus menschlicher Schwäche
gefehlt hat, das tilge du in deinem Erbarmen.
Durch Christus, unseren Herrn. *A.:* Amen.

oder (für einen verstorbenen Vater):
Gott, von dem alle Vaterschaft ihren Namen hat,
erbarme dich deines heimgegangenen Dieners
N., der für die Seinen als treuer Vater gesorgt hat.
Nimm ihn auf in deinen Frieden und schenke
ihm die Erfüllung aller Liebe und Treue.
(Du Herr, siehst das Leid der Witwen
und die Not der Waisen. Wir bitten dich:)
Nimm alle, die er auf Erden zurückgelassen hat,
in deinen gütigen Schutz,
damit sie bei dir geborgen sind.
Durch Christus, unseren Herrn.
A.: Amen.

oder (für eine verstorbene Mutter):
Herr Jesus Christus, Sohn Gottes,
als Mensch geboren aus der Mutter Maria,
erbarme dich deiner Dienerin N.,
die du aus der Mitte ihrer Familie
weggerufen hast.
Vergilt ihr alle Liebe, die sie geschenkt hat,
und lass sie ihren Angehörigen nahe bleiben

durch ihre Fürbitte bei dir.
Nimm alle, die sie zurückgelassen hat,
in deinen Schutz.
Der du lebst und herrschest in alle Ewigkeit.
A.: Amen.

oder (für eine[n] verstorbene[n] Jugendliche[n]):
Gott, wir wissen, du bist der Herr des Lebens;
du kannst es geben, du kannst es nehmen.
Wir sind erschüttert durch den Tod von N.,
der/die unserer Liebe so früh entrissen wurde.
Hilf uns, Trost zu finden in der Hoffnung,
und schenke ihm/ihr die Fülle des Lebens,
für die er/sie geschaffen ist.
Durch Christus, unseren Herrn.
A.: Amen.

oder (für ein verstorbenes getauftes Kind):
Allmächtiger Gott,
deine Fügungen sind Weisheit und Liebe,
auch wenn wir sie nicht verstehen.
Du hast N. in der Taufe
zu deinem Kind gemacht
und ihn/sie schon an der Schwelle des Lebens
in das Himmelreich gerufen.
Tröste die Angehörigen in ihrem Leid.
Lass sie ihr Kind wiederfinden bei dir
und gewähre uns allen Anteil am Leben.
Durch Christus, unseren Herrn.
A.: Amen.

oder (für ein verstorbenes Kind, das die Taufe nicht mehr empfangen konnte):
Herr, gütiger Vater,
du allein gibst uns Trost und Frieden.
Du kennst den Glauben dieser Eltern.
Tröste sie durch die Gewissheit,
dass ihr Kind in deiner Liebe geborgen ist.
Durch Christus, unseren Herrn.
A.: Amen.

oder (für eine[n] plötzlich Verstorbene[n]):
Herr und Gott,
lass dein Angesicht leuchten
über unseren Bruder/unsere Schwester N.,
und zeige an ihm/ihr,
der/die uns so plötzlich entrissen wurde,
die unendliche Macht deiner Liebe.
Nimm ihn/sie auf in dein Reich
und in die ewige Gemeinschaft mit dir.
Durch Christus, unseren Herrn. *A.:* Amen.

oder (für eine[n] nach langem Leiden Verstorbene[n]):
Gott, unser Vater, der Tod hat unseren Bruder/
unsere Schwester N. vom Leiden erlöst.
Voll Vertrauen wenden wir uns zu dir:
Du hast deinen Sohn nach seinem Sterben
machtvoll vom Tode erweckt.
So schenke auch unserem Bruder/unserer Schwester
nach seinem/ihrem schmerzvollen Leiden
die Freude bei dir, und hilf uns allen,
auf dem Weg des Kreuzes
zur Auferstehung zu gelangen.
Durch Christus, unseren Herrn. *A.:* Amen.

oder:

Gütiger Vater aller Menschen,
wir bitten dich
für deinen Diener/deine Dienerin N.,
dessen/deren Leben
durch Dunkelheit geführt hat.
Befreie ihn/sie von allem Leid
und führe ihn/sie zu Glück und Freude
in deinem Reich.
Vergib uns,
was wir durch Unverständnis
an ihm/ihr gesündigt haben,
und hilf uns verstehen,
was du uns durch dieses Menschenleben
sagen wolltest.
Erhalte uns den Glauben,
der die Welt überwindet,
und führe den Tag herauf,
der alles Stückwerk vollendet.
Durch Christus, unseren Herrn.
A.: Amen.

oder (für eine[n] Verkündiger[in] des Evangeliums):

Gott, unser Vater,
durch deinen Sohn hast du
Glück ohne Ende denen versprochen,
die dein Reich suchen.
Im Vertrauen auf sein Wort bitten wir dich
für deinen Diener/deine Dienerin N.,
der sein/die ihr Leben
in den Dienst der Verkündigung gestellt hat:
Nimm ihn/sie auf
in die Freude seines/ihres Herrn,
in das Reich des Friedens und der Liebe,

das er/sie auf Erden vorbereitet hat
und das du uns allen schenken willst.
Durch Christus, unseren Herrn. *A.:* Amen.

oder (für eine[n] Ordensangehörige[n] oder jemand, der/die auf andere Weise nach den evangelischen Räten gelebt hat):
Herr Jesus Christus, du hast allen,
die um deinetwillen auf eigenen Besitz
und eine Familie verzichten,
das Hundertfache in dieser Zeit
und in der kommenden Welt
das ewige Leben versprochen.
Wir bitten dich
für unseren Bruder/unsere Schwester N.
Gläubig hat er/sie deinen Ruf vernommen
und ist dir nachgefolgt.
Verzeih ihm/ihr, was in seinem/ihrem Leben
dieser hohen Berufung nicht entsprochen hat.
Und da er/sie den Willen hatte, (in der Gemeinschaft seiner
Brüder/ ihrer Schwestern)
dir treu und standhaft zu dienen,
so lass ihn/sie nun eingehen in deine Freude,
die alle Vorstellungen übertrifft.
Denn du bist gut und menschenfreundlich;
dich preisen wir mit dem Vater
und dem lebensspendenden Heiligen Geist
in alle Ewigkeit.
A.: Amen.

Gebete für Verstorbene

Das Gebet für den Verstorbenen/die Verstorbene kann auch in der folgenden Form geschehen:

V.: Herr Jesus, du hast am Kreuz dein Blut vergossen, um unsere Sünden hinwegzunehmen.
Herr, erbarme dich (unser).
A.: Herr, erbarme dich (unser).
V.: Christus, du bist aus dem Grab erstanden, um uns dem Tod zu entreißen.
Christus, erbarme dich (unser).
A.: Christus, erbarme dich (unser).
V.: Herr Jesus, du bist in die Herrlichkeit eingegangen, um uns den Zugang zum Leben zu erschließen.
Herr, erbarme dich (unser).
A.: Herr, erbarme dich (unser).

Das Gebet des Herrn

A.: Vater unser im Himmel,
Geheiligt werde dein Name.
Dein Reich komme.
Dein Wille geschehe,
wie im Himmel so auf Erden.
Unser tägliches Brot gib uns heute.
Und vergib uns unsere Schuld,
wie auch wir vergeben unsern Schuldigern.
Und führe uns nicht in Versuchung,
sondern erlöse uns von dem Bösen.
Denn dein ist das Reich und die Kraft
und die Herrlichkeit in Ewigkeit. Amen.

Schlussgebet

V.: Gott, unser Vater, wir empfehlen dir unseren Bruder/unsere Schwester N. Für ihn/sie ist die Zeit der Pilgerschaft zu Ende. Befreie ihn/sie von allem Bösen, dass er/sie heimkehre in deinen ewigen Frieden. Öffne ihm/ihr das Paradies, wo es keine Trauer mehr gibt, keine Klage und keinen Schmerz, sondern Friede und Freude mit deinem Sohn und dem Heiligen Geist in alle Ewigkeit.
A.: Amen.

oder:

V.: Barmherziger Vater und tröstender Gott. In deiner Liebe bist du uns nahe. Du führst uns auf allen unseren Wegen. Blicke auf diese/unsere Familie, die um eine[n] liebe[n] Verstorbene[n] trauert. Tröste sie/uns in ihrem/unserem Schmerz und erhelle ihr/uns das Dunkel dieser Stunde durch das Licht des Glaubens. Dein Sohn hat in seinem Sterben den Tod bezwungen und das Leben neu geschaffen. Hilf uns, unerschütterlich auf ihn zu vertrauen. Nimm deinen Diener/deine Dienerin N. bei dir auf, und führe uns alle zusammen in deinem Reich. Durch Christus, unseren Herrn.
A.: Amen.

oder:

V.: Allmächtiger Gott, hilflos stehen wir dem Sterben unserer Lieben gegenüber; es fällt uns schwer, deine Pläne zu begreifen und zu bejahen. Der Tod ist unabänderlich. Du aber hast uns deinen Sohn gesandt und ihn für uns alle dahingegeben. Darum können uns weder Trübsal
noch Bedrängnis, ja nicht einmal der Tod von deiner Liebe trennen. Erhalte in uns diesen Glauben, und führe unseren Bruder/unsere Schwester N. zum neuen Leben. Durch Christus, unseren Herrn. *A.:* Amen.

Ave Maria

Gegrüßet seist du, Maria,
voll der Gnade,
der Herr ist mit dir.
Du bist gebenedeit unter den Frauen,
und gebenedeit ist die Frucht deines Leibes, Jesus.
Heilige Maria, Mutter Gottes,
bitte für uns Sünder
jetzt und in der Stunde unseres Todes.
Amen.

Den Tagen eine Struktur geben

Die letzte Lebenszeit ist meist von zunehmender Schwäche begleitet. Viele Menschen haben dann eine eingeschränkte Wahrnehmung. Sie erleben nicht mehr den bewussten Wechsel von Tag und Nacht, ihr Schlaf- und Wachrhythmus ist meist durcheinander gekommen.

So scheint ein Tag übergangslos in den nächsten zu gleiten – eine wesentliche Orientierung, die das Leben geprägt hat, entschwindet. In solchen Situationen sind feste Morgen- und Abendrituale eine große Hilfe, um wieder ein Stück Lebensorientierung zurückgewinnen. Das gibt Orientierung und zugleich seelischen Halt. Vielen Angehörigen tut dies gleichermaßen gut. Feste Morgen- und Abendrituale haben sich in der Praxis bewährt

Morgens

Empfehlenswert ist die Orientierung an folgendem Ablauf:

Begrüßung (die jedes Mal gleich oder sehr ähnlich ist)
Berührung zur Kontaktaufnahme
Gruß

Morgenlied

Bei Menschen mit entschwindender Orientierung kann durch das Hören eines bekannten Morgenliedes das Bewusstsein für den Beginn eines neuen Tages geschaffen werden. Ihre Sinne erwachen.

Verschiedenes:

(je nach persönlichen Vorlieben und religiöser Prägung)
Wenn nun bekannte Bibelworte, Texte, Segensworte, Gebete, Lesung aus dem Losungsbuch und weitere Lieder folgen, kann es ihnen ein Gefühl und eine innere Gewissheit der Geborgenheit und der Zuversicht geben, was den Einstieg in den neuen Tag erleichtert.

Abschluss:

Segenswort, Gebet, Zuspruch für den Tag
Bei Menschen mit eingeschränkter Wahrnehmung ist oft eine Berührung zum Abschied wichtig.

Abends

Gerade am Ende des Tages entlastet es viele Menschen, die Gefühle und Aufregungen des Tages hinter sich zu lassen, sie auszusprechen (auch still in einem Text/Gebet) und so unbelasteter in die Nacht zu gehen. Religiösen Menschen ist es meist sehr wichtig, den Segen Gottes zugesprochen zu bekommen. Gerade auch Menschen mit entschwindender Orientierung können durch das Hören eines bekannten Abendliedes, Gebets oder Textes innerlich zur Ruhe kommen und bereit werden, sich auch selber der Nachtruhe zu überblassen.

Empfehlenswert ist die Orientierung an folgendem Ablauf:

Begrüßung
(die jedes Mal gleich oder sehr ähnlich ist)
Berührung zur Kontaktaufnahme
Gruß

Abendlied

Verschiedenes
(je nach persönlichen Vorlieben und religiöser Prägung)

Abschluss
Segenswort, Gebet, Zuspruch für die Nacht
Bei Menschen mit eingeschränkter Wahrnehmung ist oft eine Berührung zum Abschied wichtig.

Lieder für den Morgen

All Morgen ist ganz frisch und neu
des Herren Gnad und große Treu;
sie hat kein End den langen Tag,
drauf jeder sich verlassen mag.

O Gott, du schöner Morgenstern,
gib uns, was wir von dir begehrn:
Zünd deine Lichter in uns an,
lass uns an Gnad kein Mangel han.

Treib aus, o Licht, all Finsternis,
behüt uns, Herr, vor Ärgernis,
vor Blindheit und vor aller Schand
und reich uns Tag und Nacht dein Hand,

zu wandeln als am lichten Tag,
damit, was immer sich zutrag,
wir stehn im Glauben bis ans End
und bleiben von dir ungetrennt.

Johannes Zwick (um 1541) 1545, in: EG 440.

Die güldne Sonne voll Freud und Wonne
bringt unsern Grenzen mit ihrem Glänzen
ein herzerquickendes, liebliches Licht.
Mein Haupt und Glieder, die lagen darnieder;
aber nun steh ich, bin munter und fröhlich,
schaue den Himmel mit meinem Gesicht.

Mein Auge schauet, was Gott gebauet
zu seinen Ehren und uns zu lehren,
wie sein Vermögen sei mächtig und groß

und wo die Frommen dann sollen hinkommen,
wann sie mit Frieden von hinnen geschieden
aus dieser Erde vergänglichem Schoß.

Ich hab erhoben zu dir hoch droben
all meine Sinnen; lass mein Beginnen
ohn allen Anstoß und glücklich ergehn.
Laster und Schande, des Satanas Bande,
Fallen und Tücke treib ferne zurücke;
lass mich auf deinen Geboten bestehn.

Alles vergehet, Gott aber stehet
ohn alles Wanken; seine Gedanken,
sein Wort und Wille hat ewigen Grund.
Sein Heil und Gnaden, die nehmen nicht Schaden,
heilen im Herzen die tödlichen Schmerzen,
halten uns zeitlich und ewig gesund.

Gott, meine Krone, vergib und schone,
lass meine Schulden in Gnad und Hulden
aus deinen Augen sein abgewandt.
Sonsten regiere mich, lenke und führe,
wie dir's gefället; ich habe gestellet
alles in deine Beliebung und Hand.

Kreuz und Elende, das nimmt ein Ende;
nach Meeresbrausen und Windessausen
leuchtet der Sonnen gewünschtes Gesicht.
Freude die Fülle und selige Stille
wird mich erwarten im himmlischen Garten;
dahin sind meine Gedanken gericht'.

Paul Gerhardt 1666, in: EG 449, 1., 2., 5., 8., 9., 12. Strophe;
vgl. Philipp von Zesen 1641, in: GL (Augsburg) 704

Morgenglanz der Ewigkeit,
Licht vom unerschaffnen Lichte,
schick uns diese Morgenzeit
deine Strahlen zu Gesichte,
und vertreib durch deine Macht unsre Nacht.

Such uns heim mit deiner Kraft,
o du Aufgang aus der Höhe,
dass der Sünde bittre Haft
und des Zweifels Not vergehe.
Gib uns Trost und Zuversicht durch dein Licht.

Birg in deiner treuen Hut,
alle, die den Tag erleben;
schenke den Verzagten Mut,
dass sie sich gestärkt erheben,
deinem Licht entgegenschaun und vertraun.

Licht, das keinen Abend kennt,
leucht uns, bis der Tag sich neiget.
Christus, wenn der Himmel brennt
Und dein Zeichen groß aufsteiget,
führ uns heim aus dem Gericht in dein Licht.

1. Strophe: Christian Anton Philipp Knorr von Rosenroth (1641) 1684;
2.-4. Strophe: Maria Luise Thurmair (1969) 1975, in: GL 84

Großer Gott, wir loben dich;
Herr, wir preisen deine Stärke.
Vor dir neigt die Erde sich
und bewundert deine Werke.
Wie du warst vor aller Zeit,
so bleibst du in Ewigkeit.

Alles, was dich preisen kann,
Kerubim und Seraphinen
stimmen dir ein Loblied an;
Alle Engel, die dir dienen,
rufen dir stets ohne Ruh,
„Heilig, heilig, heilig" zu.

Du, des Vaters ewger Sohn,
hast die Menschheit angenommen,
bist vom hohen Himmelsthron
zu uns auf die Welt gekommen,
hast uns Gottes Gnad gebracht,
von der Sünd uns frei gemacht.

Durch dich steht das Himmelstor
allen, welche glauben, offen;
du stellst uns dem Vater vor,
wenn wir kindlich auf dich hoffen;
du wirst kommen zum Gericht,
wenn der letzte Tag anbricht.

Herr, steh deinen Dienern bei,
welche dich in Demut bitten.
Kauftest durch dein Blut uns frei,
hast den Tod für uns gelitten;
nimm uns nach vollbrachtem Lauf
zu dir in den Himmel auf.

Sieh dein Volk in Gnaden an.
Hilf uns, segne, Herr, dein Erbe;
leit es auf der rechten Bahn,
dass der Feind es nicht verderbe.
Führe es durch diese Zeit,
nimm es auf in Ewigkeit.

Alle Tage wollen wir
dich und deinen Namen preisen
und zu allen Zeiten dir
Ehre, Lob und Dank erweisen.
Rett aus Sünden, rett aus Tod,
sei uns gnädig, Herre Gott!

Ignaz Franz 1768, 1.-2., 6.-10. Strophe, nach dem „Te Deum" (4. Jh.), in: GL 380.

Maria, dich lieben ist allzeit mein Sinn;
dir wurde die Fülle der Gnaden verliehn.
Du Jungfrau, auf dich hat der Geist sich gesenkt;
du Mutter hast uns den Erlöser geschenkt.

Dein Herz war der Liebe des Höchsten geweiht;
du warst für die Botschaft des Engels bereit.
Du sprachst: „Mir geschehe, wie du es gesagt.
Dem Herrn will ich dienen, ich bin seine Magd."

Du hast unterm Kreuze auf Jesus geschaut;
er hat dir den Jünger als Sohn anvertraut.
Du Mutter der Schmerzen, o mach uns bereit,
bei Jesus zu stehen in Kreuz und in Leid.

Du Mutter der Gnaden, o reich uns die Hand
auf all unsern Wegen durchs irdische Land.
Hilf uns, deinen Kindern, in Not und Gefahr,
mach allen, die suchen, den Sohn offenbar.

Friedrich Dörr (1972), 1.-2., 4.-5. Strophe, in: GL 521

Gebete für den Tag

Ich vertraue dir, Gott

Lieber Vater im Himmel, ein neuer Tag beginnt.
Wieder spüre ich meine Krankheit.
Sie bestimmt mein ganzes Leben.
Sie macht mir schwer zu schaffen und
belastet mich an Leib und Seele.
Lass mich spüren, Herr,
dass du trotz aller Angst und aller Schmerzen bei mir bist
und mich nicht aus deinen Händen gleiten lässt.
Herr, gib mir eine Fröhlichkeit des Herzens,
trotz allen Kummers.
Lass dein Angesicht leuchten über mir,
um deiner unendlichen Liebe willen.
Gib mir und denen, die um mich sind,
die Kraft, den heutigen Tag zu überstehen.
Segne uns.
Geführt an deiner Hand vertraue ich auf das Morgen.
Du, Herr, wirst bei uns sein,
heute und an jedem Tag.
Gelobt sei deine Treue!
Amen.

Morgensegen Martin Luthers

Das walte Gott Vater, Sohn und Heiliger Geist! Amen.
Ich danke dir, mein himmlischer Vater,
durch Jesus Christus, deinen lieben Sohn,
dass du mich diese Nacht
vor allem Schaden und Gefahr behütet hast,
und bitte dich,
du wollest mich diesen Tag auch behüten

vor Sünden und allem Übel,
dass dir all mein Tun und Leben gefalle.
Denn ich befehle mich, meinen Leib und Seele
und alles in deine Hände.
Dein heiliger Engel sei mit mir,
dass der böse Feind keine Macht an mir finde.
Amen.

Du bist bei mir, mein Gott

Lieber Vater im Himmel,
meine Krankheit macht mir schwer zu schaffen.
Ich leide an Leib und Seele.
Lass mich an diesem Morgen wieder ganz neu spüren,
dass du mich liebst.
Du hast gesagt:
Ich bin bei euch alle Tage bis an der Welt Ende.
Herr, das will ich glauben.
Ich will es mir von dir zusagen lassen,
dass du in diesem Haus gegenwärtig bist.
Du warst hier in den guten Tagen,
die wir miteinander hatten,
und du bist auch jetzt mit uns im Leid.
Herr, gib uns Kraft in all dem Kummer.
Lass dein Angesicht leuchten über uns,
um deiner unendlichen Liebe willen.
Sei du bei mir in meiner Traurigkeit.
Tröste mich und lass mich nicht verzweifeln.
Schenke mir den Glauben daran,
dass nach diesem Leben ein ewiges Leben
auf mich wartet.
Geführt an deiner Hand vertraue ich auf das Morgen.
Du, Herr, wirst bei mir sein,
heute und an jedem Tag.

Gelobt sei deine Treue!
Amen.

Herr, dir vertraue ich
(nach Psalm 31)
Herr, auf dich traue ich,
lass mich nimmermehr zuschanden werden,
errette mich durch deine Gerechtigkeit!
Denn du bist mein Fels und meine Burg,
und um deines Namens willen
wollest du mich leiten und führen.
In deine Hände befehle ich meinen Geist;
du hast mich erlöst, Herr, du treuer Gott.
Ich freue mich und bin fröhlich über deine Güte,
dass du mein Elend ansiehst
und nimmst dich meiner an in Not;
du stellst meine Füße auf weiten Raum.
Herr, sei mir gnädig, denn mir ist angst!
Mein Auge ist trübe geworden vor Kummer,
matt meine Seele und mein Leib.
Ich aber, Herr, hoffe auf dich
und spreche: Du bist mein Gott!
Meine Zeit steht in deinen Händen.
Lass leuchten dein Antlitz über mir;
hilf mir durch deine Güte!
Wie groß ist deine Güte, Herr,
die du bewahrt hast denen, die dich fürchten,
und erweisest denen, die auf dich trauen!
Ich sprach wohl in meinem Zagen:
Ich bin von deinen Augen verstoßen.
Doch du hörtest die Stimme meines Flehens,
als ich zu dir schrie.
Seid getrost und unverzagt alle,
die ihr des Herrn harret!

Beim aufgehenden Morgenlicht

Beim aufgehenden Morgenlicht
preisen wir dich, Herr;
denn du bist der Erlöser
der ganzen Schöpfung.
Schenk uns in deiner Barmherzigkeit einen guten Tag,
erfüllt mit deinem Frieden.
Lass unsere Hoffnung nicht scheitern.
Verbirg dich nicht vor uns.
In deiner sorgenden Liebe trägst du uns;
lass nicht ab von uns.
Du allein kennst unsere Schwäche.
O Gott, verlass uns nicht.

Ostsyrisches Gebet, in: GL 11,2

Salve Regina

Sei gegrüßt, o Königin,
Mutter der Barmherzigkeit;
unser Leben, unsere Wonne, unsere Hoffnung,
sei gegrüßt!
Zu dir rufen wir verbannte Kinder Evas;
zu dir seufzen wir trauernd und weinend
in diesem Tal der Tränen.
Wohlan denn, unsere Fürsprecherin,
wende deine barmherzigen Augen uns zu,
und nach diesem Elend zeige uns Jesus,
die gebenedeite Frucht deines Leibes.
O gütige, o milde, o süße Jungfrau Maria.

GL 10,1

Segensbitten

Es segne dich Gott, der Vater,
der dich nach seinem Bild geschaffen hat.
Es segne dich Gott, der Sohn,
der dich durch sein Leiden und Sterben erlöst hat.
Es segne dich Gott, der Heilige Geist,
der dich zu seinem Eigentum bereitet
und geheiligt hat.
Der treue und barmherzige Gott wolle dich
durch seine Engel geleiten durch dein Leben,
das du einst vollenden mögest in ihm.
Unser Herr, Jesus Christus sei in dir,
dass er dich beschütze.
Der Heilige Geist sei mit dir,
dass er dich erquicke.
Amen.

Aaronitischer Segen

Der Herr segne dich/uns und behüte dich/uns.
Er lasse sein Angesicht leuchten über dir/uns
und sei dir/uns gnädig.
Der Herr erhebe sein Angesicht auf dich/uns
und gebe dir/uns seinen Frieden.
Amen.

Segenslied

Herr, wir bitten: Komm und segne uns,
lege auf uns deinen Frieden.
Segnend halte Hände über uns.
Rühr uns an mit deiner Kraft.
In die Nacht der Welt hast du uns gestellt,

deine Freude auszubreiten.
In der Traurigkeit, mitten in dem Leid,
lass uns deine Boten sein.
Herr, wir bitten …
In die Schuld der Welt hast du uns gestellt,
um vergebend zu ertragen,
dass man uns verlacht, uns zu Feinden macht,
dich und deine Kraft verneint.
Herr, wir bitten …
In den Streit der Welt hast du uns gestellt,
deinen Frieden zu verkünden,
der nur dort beginnt, wo man wie ein Kind,
deinem Wort Vertrauen schenkt.
Herr, wir bitten …
In das Leid der Welt hast du uns gestellt,
deine Liebe zu bezeugen.
Lass uns Gutes tun und nicht eher ruhn,
bis wir dich im Lichte sehn.
Nach der Not der Welt, die uns heute quält,
willst du deine Erde gründen,
wo Gerechtigkeit und nicht mehr das Leid
deine Jünger prägen wird.

Peter Strauch, in: EG 565

Lieder für den Abend

Mein schönste Zier und Kleinod bist
auf Erden du, Herr Jesu Christ;
dich will ich lassen walten
und allezeit
in Lieb und Leid
in meinem Herzen halten.

Dein Lieb und Treu vor allem geht,
kein Ding auf Erd so fest besteht;
das muss ich frei bekennen.
Drum soll nicht Tod,
nicht Angst, nicht Not
von deiner Lieb mich trennen.

Dein Wort ist wahr und trüget nicht
und hält gewiss, was es verspricht,
im Tod und auch im Leben.
Du bist nun mein,
und ich bin dein,
dir hab ich mich ergeben.

Der Tag nimmt ab. Ach schönste Zier,
Herr Jesu Christ, bleib du bei mir,
es will nun Abend werden.
Lass doch dein Licht
auslöschen nicht
bei uns allhier auf Erden.

Johannes Eccard 1598, in: EG 473 GL 361

Der Mond ist aufgegangen
die goldnen Sternlein prangen
am Himmel hell und klar.
Der Wald steht schwarz und schweiget,
und aus den Wiesen steiget
der weiße Nebel wunderbar.

Wie ist die Welt so stille
und in der Dämmerung Hülle
so traulich und so hold
als eine stille Kammer,
wo ihr des Tages Jammer
verschlafen und vergessen sollt.
Seht ihr den Mond dort stehen?
Er ist nur halb zu sehen
und ist doch rund und schön.
So sind wohl manche Sachen,
die wir getrost belachen
weil unsere Augen sie nicht sehn.

Wir stolzen Menschenkinder
sind eitel arme Sünder
und wissen gar nicht viel.
Wir spinnen Luftgespinste
und suchen viele Künste
und kommen weiter von dem Ziel.

Gott, lass dein Heil uns schauen,
auf nichts Vergänglichs trauen,
nicht Eitelkeit uns freun;
lass uns einfältig werden
und vor dir hier auf Erden
wie Kinder fromm und fröhlich sein.

Wollst endlich sonder Grämen
aus dieser Welt uns nehmen
durch einen sanften Tod;
und wenn du uns genommen,
lass uns in' Himmel kommen,
du unser Herr und unser Gott.

So legt euch denn, ihr Brüder,
in Gottes Namen nieder;
kalt ist der Abendhauch.
Verschon uns, Gott, mit Strafen
und lass uns ruhig schlafen.
Und unsern kranken Nachbarn auch!

Matthias Claudius (1779), in: EG 482, GL 93

Bleib bei mir, Herr! Der Abend bricht herein.
Es kommt die Nacht, die Finsternis fällt ein.
Wo fänd ich Trost, wärst du, mein Gott, nicht hier?
Hilf dem, der hilflos ist: Herr, bleib bei mir!

Wie bald verebbt der Tag, das Leben weicht,
die Lust verglimmt, der Erdenruhm verbleicht;
umringt von Fall und Wandel leben wir.
Unwandelbar bist du: Herr, bleib bei mir!

Ich brauch zu jeder Stund dein Nahesein,
denn des Versuchers Macht brichst du allein.
Wer hilft mir sonst, wenn ich den Halt verlier?
In Licht und Dunkelheit, Herr, bleib bei mir!

Von deiner Hand geführt, fürcht ich kein Leid,
kein Unglück, keiner Trübsal Bitterkeit.
Was ist der Tod, bist du mir Schild und Zier?

Den Stachel nimmst du ihm: Herr, bleib bei mir!

Halt mir dein Kreuz vor, wenn mein Auge bricht;
im Todesdunkel bleibe du mein Licht.
Es tagt, die Schatten fliehn, ich geh zu dir.
Im Leben und im Tod, Herr, bleib bei mir!

Theodor Werner (1952) nach dem englischen „Abide with me"
von Henry Francis Lyte (1847) in: EG 488

Gebete am Abend

Abendgebet

Herr, mein Gott,
ich danke dir,
dass du diesen Tag zu Ende gebracht hast;
ich danke dir,
dass du Leib und Seele zur Ruhe kommen lässt.
Deine Hand war über mir
und hat mich behütet und bewahrt.
Vergib allen Kleinglauben und alles Unrecht dieses Tages
und hilf, dass ich gern denen vergebe,
die mir Unrecht getan haben.
Lass mich im Frieden unter deinem Schutz schlafen
und bewahre mich vor den Anfechtungen der Finsternis.
Ich befehle dir die Meinen,
ich befehle dir dieses Haus,
ich befehle dir meinen Leib und meine Seele.
Gott, dein heiliger Name sei gelobt.

Dietrich Bonhoeffer. Herr, mein Gott. EG, S. 1218

Abendsegen Martin Luthers

Das walte Gott Vater, Sohn und Heiliger Geist! Amen.
Ich danke dir, mein himmlischer Vater,
durch Jesus Christus, deinen lieben Sohn,
dass du mich diesen Tag gnädiglich behütet hast,
und bitte dich,
du wollest mir vergeben alle meine Sünde,
wo ich Unrecht getan habe,
und mich diese Nacht auch gnädiglich behüten.
Denn ich befehle mich, meinen Leib und meine Seele

und alles in deine Hände.
Dein heiliger Engel sei mit mir,
dass der böse Feind keine Macht an mir finde.

Martin Luther, Abendsegen, in: EG, S. 1218

Bitte um Ruhe der Nacht

Guter Gott,
dieser Tag ist nun zu Ende.
Ich möchte zur Ruhe kommen
und Schlaf finden.
Nimm alle störenden Gedanken fort.
Du bist mein Hüter,
du wachst über diesem Haus.
So kann ich in Frieden schlafen.
Schenke uns allen eine erholsame Nacht.
Amen.

Dankbarkeit und Fürbitte

Vater, ich danke dir für diesen Tag,
du hast ihn mir als einen Tag meines Lebens geschenkt.
Aus deiner Hand nehme ich ihn –
auch wenn ich deine Wege oft nicht verstehe,
danke ich dir.
Denn mein Leben liegt nicht in meiner Hand,
es ist geborgen in dir.
Auch wenn ich keine (kaum noch) Kraft habe,
am Leben teilzunehmen,
so kann ich beten – für mich und für die Menschen,
die du mir an die Seite gestellt hast.
Und so bitte ich: Herr, segne uns,
lass unser Tagwerk gelingen,

gib du jedem die Kraft für seine Aufgaben
und schenke in aller Mühe ein fröhliches Herz.
(Konkret bitte ich …).
Nun schenke uns eine ruhige Nacht
und lass uns morgen mit neuer Kraft erwachen.
Amen.

Altes Kirchengebet

Unser Abendgebet steige auf zu dir, Herr,
und es senke sich auf uns herab dein Erbarmen.
Dein ist der Tag und dein ist die Nacht.
Lass, wenn des Tages Licht verlischt,
das Licht deiner Wahrheit uns leuchten.
Geleite uns zur Ruhe der Nacht
und vollende dein Werk an uns in Ewigkeit.

EG, S. 1219

Breit aus die Flügel beide

Breit aus die Flügel beide,
o Jesu meine Freude,
und nimm dein Küchlein ein,
will Satan mich verschlingen,
so lass die Englein singen:
„Dies Kind soll unverletzet sein."

Paul Gerhardt (1647), Nun ruhen alle Wälder, Strophe 8, in: EG 477

Segensbitten

Es segne uns Gott,
der Vater, † der Sohn und der Heilige Geist.
Amen.

Der Herr segne dich (uns) und behüte dich (euch),
er lasse sein Angesicht leuchten über dir (uns)
und sei dir (uns) gnädig.
Der Herr erhebe sein Angesicht auf dich (uns)
und gebe dir (uns) seinen Frieden.
Amen.

Gebete für alle Zeiten

Psalm 23 Lutherübersetzung

Der Herr ist mein Hirte,
mir wird nichts mangeln.
Er weidet mich auf einer grünen Aue
und führet mich zum frischen Wasser.
Er erquicket meine Seele.
Er führet mich auf rechter Straße
um seines Namens willen.
Und ob ich schon wanderte im finstern Tal,
fürchte ich kein Unglück;
denn du bist bei mir,
dein Stecken und Stab trösten mich.
Du bereitest vor mir einen Tisch
im Angesicht meiner Feinde.
Du salbest mein Haupt mit Öl
und schenkest mir voll ein.
Gutes und Barmherzigkeit
werden mir folgen mein Leben lang,
und ich werde bleiben im Hause des Herrn immerdar.

Lutherbibel, revidierter Text 1984. Deutsche Bibelgesellschaft Stuttgart

Psalm 23 Einheitsübersetzung

Der Herr ist mein Hirte,
nichts wird mir fehlen.
Er lässt mich lagern auf grünen Auen
und führt mich zum Ruheplatz am Wasser.
Er stillt mein Verlangen;
er leitet mich auf rechten Pfaden, treu seinem Namen.
Muss ich auch wandern in finsterer Schlucht,

ich fürchte kein Unheil; denn du bist bei mir,
dein Stock und dein Stab geben mir Zuversicht.
Du deckst mir den Tisch
vor den Augen meiner Feinde.
Du salbst mein Haupt mit Öl,
du füllst mir reichlich den Becher.
Lauter Güte und Huld
werden mir folgen mein Leben lang
und im Haus des Herrn darf ich wohnen für lange Zeit.

Vaterunser

Vater unser im Himmel,
geheiligt werde dein Name.
Dein Reich komme.
Dein Wille geschehe
wie im Himmel so auf Erden.
Unser tägliches Brot gib uns heute.
Und vergib uns unsere Schuld,
wie auch wir vergeben unsern Schuldigern.
Und führe uns nicht in Versuchung,
sondern erlöse uns von dem Bösen.
Denn dein ist das Reich und die Kraft
und die Herrlichkeit in Ewigkeit.
Amen.

Glaubensbekenntnis

Ich glaube an Gott,
den Vater, den Allmächtigen,
den Schöpfer des Himmels und der Erde.
Und an Jesus Christus,
seinen eingeborenen Sohn, unsern Herrn,
empfangen durch den Heiligen Geist,

geboren von der Jungfrau Maria,
gelitten unter Pontius Pilatus,
gekreuzigt, gestorben und begraben,
hinabgestiegen in das Reich des Todes,
am dritten Tage auferstanden von den Toten,
aufgefahren in den Himmel;
er sitzt zur Rechten Gottes,
des allmächtigen Vaters;
von dort wird er kommen,
zu richten die Lebenden und die Toten.
Ich glaube an den Heiligen Geist,
die heilige katholische Kirche,
Gemeinschaft der Heiligen,
Vergebung der Sünden,
Auferstehung der Toten
und das ewige Leben.
Amen.

Bitte

Mein Herr und mein Gott,
nimm alles von mir, was mich hindert zu dir.
Mein Herr und mein Gott,
gib alles mir, was mich fördert zu dir.
Mein Herr und mein Gott,
nimm mich mir und gib mich ganz zu Eigen dir.

Niklaus von Flüe (1417-1487), in: GL 9,5.

Gebet zu Jesus

Seele Christi, heilige mich.
Leib Christi, rette mich.
Blut Christi, tränke mich.

Wasser der Seite, wasche mich.
Leiden Christi, stärke mich.
O guter Jesus, erhöre mich.
Birg in deinen Wunden mich.
Von dir lass nimmer scheiden mich.
Vor dem bösen Feind beschütze mich.
In meiner Todesstunde rufe mich,
zu dir zu kommen, heiße mich,
mit deinen Heiligen zu loben dich
in deinem Reiche ewiglich.

GL 6,4

Angelusgebet
(an jedem Tag um 6, 12 und 18 Uhr)

Der Engel des Herrn brachte Maria die Botschaft,
und sie empfing vom Heiligen Geist.

Gegrüßet seist du, Maria,
voll der Gnade,
der Herr ist mir dir,
du bist gebenedeit unter den Frauen,
und gebenedeit ist die Frucht deines Leibes, Jesus.
Heilige Maria, Mutter Gottes,
bitte für uns Sünder
jetzt und in der Stunde unseres Todes. Amen.

Maria sprach: Siehe, ich bin die Magd des Herrn;
mir geschehe nach deinem Wort.
Gegrüßet seist du …

Und das Wort ist Fleisch geworden
und hat unter uns gewohnt.

Gegrüßet seist du …

Bitte für uns, heilige Gottesmutter,
dass wir würdig werden der Verheißung Christi.

Lasset uns beten. – Allmächtiger Gott, gieße deine Gnade in
unsere Herzen ein. Durch die Botschaft des Engels haben
wir die Menschwerdung Christ, deines Sohnes, erkannt. Lass
uns durch sein Leiden und Kreuz zur Herrlichkeit der Auferstehung gelangen. Darum bitten wir durch Christus, unseren Herrn. Amen

Regina coeli
(in der Osterzeit anstelle des Angelusgebetes)

Freu dich, du Himmelskönigin, Halleluja!
Den du zu tragen würdig warst, Halleluja,
er ist auferstanden, wie er gesagt hat, Halleluja.
Bitt Gott für uns, Halleluja.

Freu dich und frohlocke, Jungfrau Maria, Halleluja,
denn der Herr ist wahrhaft auferstanden, Halleluja.

Lasset uns beten. – Allmächtiger Gott, durch die Auferstehung deines Sohnes, unseres Herrn Jesus Christus, hast du
die Welt mit Jubel erfüllt. Lass uns durch seine jungfräuliche
Mutter Maria zur unvergänglichen Osterfreude gelangen.
Darum bitten wir durch Christus, unseren Herrn. Amen.

Beichtgebete

Gott, du Trost unserer Seele,
nach außen hin tun wir oft so stark,
zeigen uns gefasst angesichts großer Sorgen,

lassen uns nichts anmerken von dem, was uns quält.
Aber wenn wir allein sind oder nachts wach liegen,
bricht unsere Fassade zusammen.
Dann überfällt uns die unterdrückte Trauer,
dann erscheint der nächste Tag wie ein Berg,
dann fühlen wir uns den Ansprüchen nicht gewachsen,
die andere an uns stellen
oder unter die wir selbst uns gestellt haben.
Gott, du kennst uns und weißt, was uns umtreibt.
Dir sind die Abgründe unserer Seele nicht verborgen.
Höre uns und erbarme dich über uns.
Stille
Auch wenn die Berge von ihrem Platz weichen
und die Hügel zu wanken beginnen –
meine Huld wird nie von dir weichen
und der Bund meines Friedens nicht wanken,
spricht der Herr, der Erbarmen hat mit dir.
Amen.

Jes 54,10 EÜ, in: Gottesdienstbuch für die Evangelische Landeskirche in Württemberg, S. 346-347.

Im Licht deiner Wahrheit

Herr,
im Licht deiner Wahrheit erkennen wir,
dass wir gesündigt haben
in Gedanken, Worten und Werken.
Dich sollen wir über alles lieben,
unseren Gott und Heiland;
aber wir haben uns selbst mehr geliebt als dich.
Du hast uns in deinen Dienst gerufen;
aber wir haben die Zeit vertan, die du uns anvertraut hast.
Du hast uns unseren Nächsten gegeben,
ihn zu lieben wie uns selbst;

aber wir erkennen, wie wir versagt haben
in Selbstsucht und Trägheit des Herzens.
Darum kommen wir zu dir und bekennen unsere Schuld.
Sieh und höre, was uns belastet.
Stille
Richte uns, unser Gott, aber verwirf uns nicht.
Wir wissen keine andere Zuflucht
als dein unergründliches Erbarmen.
Amen.

Gottesdienstbuch für die Evangelische Landeskirche in Württemberg, S. 343-344

Schuldbekenntnis

Ich bekenne Gott, dem Allmächtigen,
und allen Brüdern und Schwestern,
dass ich Gutes unterlassen
und Böses getan habe
– ich habe gesündigt
in Gedanken, Worten und Werken –
alle schlagen sich an die Brust
durch meine Schuld,
durch meine Schuld,
durch meine große Schuld.
Darum bitte ich die selige Jungfrau Maria,
alle Engel und Heiligen
und euch, Brüder und Schwestern,
für mich zu beten bei Gott, unserem Herrn.

Der Priester beschließt das Gebet:
Der allmächtige Gott erbarme sich unser.
Er lasse uns die Sünden nach
Und führe uns zum ewigen Leben. Amen.

Gebete in Vorbereitung auf das Sterben

Gott, sei du mit mir.
Verlass mich nicht in meiner letzten Not.
Stärke meinen Glauben.
Erhalte mir deinen Frieden.
Führe mich an deiner Hand,
wenn mir die Sinne schwinden.
Begleite mich durchs dunkle Tal zum ewigen Licht.
Erhöre mich und vergib mir meine Schuld um Jesu Christi
willen.

EG 828,3

Wenn ich einmal soll scheiden,

so scheide nicht von mir,
wenn ich den Tod soll leiden,
so tritt du dann herfür;
wenn mir am allerbängsten
wird um das Herze sein,
so reiß mich aus den Ängsten
kraft deiner Angst und Pein.

Erscheine mir zum Schilde,
zum Trost in meinem Tod,
und lass mich sehn dein Bilde
in deiner Kreuzesnot.
Da will ich nach dir blicken,
da will ich glaubensvoll
dich fest an mein Herz drücken.
Wer so stirbt, der stirbt wohl.

Paul Gerhardt (1656), O Haupt voll Blut und Wunden, nach „Salve caput cruenta-
rum" des Arnulf von Löwen (vor 1250), in: EG 85, 9. und 10. Strophe, GL 179,
7. und 8. Strophe.

Vertrauen

Herr, ich weiß, dass du mich liebst, dass mein Sterben genauso in deinen Händen liegt wie mein Leben. Ich will glauben, dass alles, so wie es kommt, in deine Liebe eingeschlossen ist. So wie du es fügst, wird es gut sein für mich.
Hilf mir, deinen Willen zu verstehen und anzunehmen. Hilf mir täglich bereit zu sein, wenn du mich rufst. Lass mich versöhnt mit dir sterben, in der Hoffnung, dass du mir alles zum Guten wendest. – Herr, dein Wille geschehe.

GL [1975], 12,1

Ave Maria

Gegrüßet seist du, Maria,
voll der Gnade,
der Herr ist mit dir.
Du bist gebenedeit unter den Frauen,
und gebenedeit ist die Frucht deines Leibes, Jesus.
Heilige Maria, Mutter Gottes,
bitte für uns Sünder
jetzt und in der Stunde unseres Todes. Amen.

Rosenkranz

Es eignet sich auch der Rosenkranz, besonders die Gesätze des schmerzhaften und des glorreichen Rosenkranzes. Kurzanleitung für das Rosenkranzgebet:

Im Namen des Vaters … Ich glaube an Gott …
Ehre sei dem Vater …
Vater unser … 3 x Gegrüßet seist du, Maria …

(Jesus, der in uns den Glauben vermehre, ... der in uns die Hoffnung stärke, ... der in uns die Liebe entzünde)
Ehre sei dem Vater ...

Dann folgen fünf Gesätze, bei dem das jeweilige „Geheimnis" gebetet wird:

1. Gesätz:
Vater unser,
10 x Gegrüßet seist du, Maria ... (Jesus, der für uns Blut geschwitzt hat)
Ehre sei dem Vater ...
(Man kann ergänzen: O mein Jesus, verzeih uns unsere Sünden, bewahre uns vor dem Feuer der Hölle, führe alle Seelen in den Himmel, besonders jene, die deiner Barmherzigkeit am meisten bedürfen.)

2.-5. Gesätz der schmerzhaften Geheimnisse entsprechend:
Jesus, der für uns gegeißelt worden ist
Jesus, der für uns mit Dornen gekrönt worden ist
Jesus, der für uns das schwere Kreuz getragen hat
Jesus, der für uns gekreuzigt worden ist

Die glorreichen Geheimnisse
Jesus, der von den Toten auferstanden ist
Jesus, der in den Himmel aufgefahren ist
Jesus, der uns den Heiligen Geist gesandt hat
Jesus, der dich, o Jungfrau, in den Himmel aufge-
nommen hat
Jesus, der dich, o Jungfrau, im Himmel gekrönt hat

Das Gleiten der Rosenkranzperlen durch die Finger erspart dabei das Zählen der sich wiederholenden Gebete.

Gebete mit Kindern

In Gebeten formulieren Kinder das, was sie im täglichen Umgang mit Kranken erleben. Sie drücken ihre Fragen und Traurigkeit, ihre Hoffnung, aber auch ihre Ohnmacht und Wut aus. So finden sie Worte für ihre oft diffusen Gefühle und beginnen damit zugleich einen unbewussten Verarbeitungsprozess ihrer Trauer. Gerade das Beten in den traurigen und belastenden Situationen lehrt Kinder, dass sie auch an den Grenzen des Lebens Gott vertrauen können. Sie erleben Halt und Trost.
Machen Sie Ihrem Kind Mut, Gott zu sagen, was es bewegt!

Herr Jesus,
unsere liebe Oma/unser lieber Opa
ist sehr krank.
Sie/er ist sehr schwach und kann oft
gar nicht mehr mit mir spielen.
Manchmal geht es ihr/ihm so schlecht,
dass sie/er nur noch im Bett liegen muss.
Lieber Herr Jesus,
bitte hilf doch, dass die Schmerzen nicht
so groß sind, sei du bei Oma/Opa
und lass sie spüren, wie lieb du sie hast.
Amen.

Lieber Gott,
mein Opa/meine Oma ist so schwach.
Der Arzt sagt, dass er/sie nicht mehr
lange leben wird.
Ich finde das sehr traurig.
Ich kann das nicht begreifen.
Mama und Papa sagen, dass alles,
was auf dieser Welt lebt,
einmal stirbt.

Dann kommt es zurück zu dir.
Dort soll es wunderschön sein.
Du hast meinen Opa/meine Oma lieb,
pass bitte gut auf ihn/sie auf.
Amen.

Lieber Gott,
Unser Opa/Oma ist gestorben.
ich bin so traurig,
sehr oft weine ich.
Ich kann das nicht verstehen,
warum Menschen sterben müssen.
Ich möchte daran glauben, lieber Gott,
dass unser Opa/unsere Oma
nun bei dir sein kann
in deiner anderen Welt,
dort, wo die Engel sind.
Lass ihn/sie dort fröhlich sein
und mache auch uns wieder froh.
Amen.

Bibeltexte am Sterbebett

Psalm 73,23-26.28

Ich aber bleibe immer bei dir,
du hältst mich an meiner Rechten.
Du leitest mich nach deinem Ratschluss
und nimmst mich am Ende auf in Herrlichkeit.
Was habe ich im Himmel außer dir?
es ein weiterer Tag der Dunkelheit und TräneAuch wenn
Auch wenn mein Leib und mein Herz verschmachten,
Gott ist der Fels meines Herzens und mein Anteil auf ewig.
Ich aber – Gott nahe zu sein ist mein Glück.
Ich setze auf Gott, den Herrn, mein Vertrauen.
Ich will all deine Taten verkünden.

Psalm 91

Wer im Schutz des Höchsten wohnt
und ruht im Schatten des Allmächtigen,
der sagt zum Herrn:
„Du bist für mich Zuflucht und Burg,
mein Gott, dem ich vertraue."
Er rettet dich aus der Schlinge des Jägers
und aus allem Verderben.
Er beschirmt dich mit seinen Flügeln,
unter seinen Schwingen findest du Zuflucht,
Schild und Schutz ist dir seine Treue.
Du brauchst dich vor dem Schrecken der Nacht nicht zu
fürchten,
noch vor dem Pfeil, der am Tag dahinfliegt,
nicht vor der Pest, die im Finstern schleicht,
vor der Seuche, die wütet am Mittag.
Fallen auch tausend zu deiner Seite,
dir zur Rechten zehnmal tausend,
so wird es doch dich nicht treffen.

Ja, du wirst es sehen mit eigenen Augen,
wirst zuschauen, wie den Frevlern vergolten wird.
Denn der Herr ist deine Zuflucht,
du hast dir den Höchsten als Schutz erwählt.
Dir begegnet kein Unheil,
kein Unglück naht deinem Zelt.
Denn er befiehlt seinen Engeln,
dich zu behüten auf all deinen Wegen.
Sie tragen dich auf ihren Händen,
damit dein Fuß nicht an einen Stein stößt;
du schreitest über Löwen und Nattern,
trittst auf Löwen und Drachen.
„Weil er an mir hängt, will ich ihn retten;
ich will ihn schützen, denn er kennt meinen Namen.
Wenn er mich anruft, dann will ich ihn erhören.
Ich bin bei ihm in der Not,
befreie ihn und bringe ihn zu Ehren.
Ich sättige ihn mit langem Leben
und lasse ihn schauen mein Heil."

Psalm 103

Lobe den Herrn, meine Seele,
und alles in mir seinen heiligen Namen!
Lobe den Herrn, meine Seele,
und vergiss nicht, was er dir Gutes getan hat:
der dir all deine Schuld vergibt
und all deine Gebrechen heilt,
der dein Leben vor dem Untergang rettet
und dich mit Huld und Erbarmen krönt,
der dich dein Leben lang mit seinen Gaben sättigt;
wie dem Adler wird dir die Jugend erneuert.
Der Herr vollbringt Taten des Heils,
Recht verschafft er allen Bedrängten.
Er hat Mose seine Wege kundgetan,

den Kindern Israels seine Werke.
Der Herr ist barmherzig und gnädig,
langmütig und reich an Güte.
Er wird nicht immer zürnen,
nicht ewig im Groll verharren.
Er handelt an uns nicht nach unsern Sünden
und vergilt uns nicht nach unsrer Schuld.
Denn so hoch der Himmel über der Erde ist,
so hoch ist seine Huld über denen, die ihn fürchten.
Soweit der Aufgang entfernt ist vom Untergang,
so weit entfernt er die Schuld von uns.
Wie ein Vater sich seiner Kinder erbarmt,
so erbarmt sich der Herr über alle, die ihn fürchten.
Denn er weiß, was wir für Gebilde sind;
er denkt daran: Wir sind nur Staub.
Des Menschen Tage sind wie Gras,
er blüht wie die Blume des Feldes.
Fährt der Wind darüber, ist sie dahin;
der Ort, wo sie stand, weiß von ihr nichts mehr.
Doch die Huld des Herrn währt immer und ewig
für alle, die ihn fürchten und ehren; sein Heil erfahren noch
Kinder und Enkel;
alle, die seinen Bund bewahren,
an seine Gebote denken und danach handeln.
Der Herr hat seinen Thron errichtet im Himmel,
seine königliche Macht beherrscht das All.
Lobt den Herrn, ihr seine Engel,
ihr starken Helden, die seine Befehle vollstrecken, seinen
Worten gehorsam!
Lobt den Herrn, all seine Scharen,
seine Diener, die seinen Willen vollziehen!
Lobt den Herrn, all seine Werke,
an jedem Ort seiner Herrschaft!
Lobe den Herrn, meine Seele!

Jesaja 43,1

Jetzt aber – so spricht der Herr,
der dich geschaffen hat, Jakob,
und der dich geformt hat, Israel:
Fürchte dich nicht, denn ich habe dich ausgelöst,
ich habe dich beim Namen gerufen,
du gehörst mir.

Jesaja 54,10

Auch wenn die Berge von ihrem Platz weichen
und die Hügel zu wanken beginnen –
meine Huld wird nie von dir weichen
und der Bund meines Friedens nicht wanken,
spricht der Herr, der Erbarmen hat mit dir.

Jeremia 29,11-14

Denn ich, ich kenne meine Pläne, die ich für euch habe –
Spruch des Herrn –,
Pläne des Heils und nicht des Unheils; denn ich will euch
eine Zukunft und eine Hoffnung geben.
Wenn ihr mich ruft, wenn ihr kommt und zu mir betet, so
erhöre ich euch.
Sucht ihr mich, so findet ihr mich. Wenn ihr von ganzem
Herzen nach mir fragt,
lasse ich mich von euch finden – Spruch des Herrn.
Ich wende euer Geschick und sammle euch aus allen Völ-
kern und von allen Orten, wohin ich euch versprengt habe –
Spruch des Herrn.
Ich bringe euch an den Ort zurück, von dem ich euch weg-
geführt habe.

Johannes 10,11.27-30

Ich bin der gute Hirt. Der gute Hirt gibt sein Leben hin für die Schafe.

Meine Schafe hören auf meine Stimme; ich kenne sie und sie folgen mir.

Ich gebe ihnen ewiges Leben. Sie werden niemals zugrunde gehen und niemand wird sie meiner Hand entreißen.

Mein Vater, der sie mir gab, ist größer als alle und niemand kann sie der Hand meines Vaters entreißen.

Ich und der Vater sind eins.

Römer 8,38f

Denn ich bin gewiss:
Weder Tod noch Leben, weder Engel noch Mächte,
weder Gegenwärtiges noch Zukünftiges, weder Gewalten
der Höhe oder Tiefe noch irgendeine andere Kreatur
können uns scheiden von der Liebe Gottes,
die in Christus Jesus ist, unserem Herrn.

1. Korinther 13,12f

Jetzt schauen wir in einen Spiegel und sehen nur rätselhafte Umrisse, dann aber schauen wir von Angesicht zu Angesicht. Jetzt erkenne ich unvollkommen, dann aber werde ich durch und durch erkennen, so wie ich auch durch und durch erkannt worden bin.

Für jetzt bleiben Glaube, Hoffnung, Liebe, diese drei; doch am größten unter ihnen ist die Liebe.

1. Petrus 5,7

Werft alle *eure Sorge auf ihn*, denn er kümmert sich um euch.

Offenbarung 21,1-7

Dann sah ich *einen neuen Himmel und eine neue Erde;* denn der erste Himmel und die erste Erde sind vergangen, auch das Meer ist nicht mehr.

Ich sah *die heilige Stadt,* das neue *Jerusalem,* von Gott her aus dem Himmel herabkommen; sie war bereit *wie eine Braut, die sich* für ihren Mann *geschmückt hat.*

Da hörte ich eine laute Stimme vom Thron her rufen: *Seht, die Wohnung* Gottes unter den Menschen! *Er wird in ihrer Mitte wohnen, und sie werden sein Volk sein; und er, Gott, wird bei ihnen sein. Er wird alle Tränen von ihren Augen abwischen:* Der Tod wird nicht mehr sein, keine *Trauer,* keine *Klage,* keine Mühsal. Denn was früher war, ist vergangen.

Er, der auf dem Thron saß, sprach: *Seht, ich mache* alles *neu.* Und er sagte: Schreib es auf, denn diese Worte sind zuverlässig und wahr. Er sagte zu mir: Sie sind in Erfüllung gegangen. Ich bin das Alpha und das Omega, der Anfang und das Ende. *Wer durstig ist, den werde ich umsonst aus der Quelle* trinken lassen, aus der *das Wasser des Lebens strömt.*

Wer siegt, wird dies als Anteil erhalten: *Ich werde sein Gott sein und er wird mein Sohn sein.*

Lieder am Sterbebett

Befiehl du deine Wege
und was dein Herze kränkt,
der allertreusten Pflege
des, der den Himmel lenkt!
Der Wolken, Luft und Winden,
gibt Wege, Lauf und Bahn,
der wird auch Wege finden,
da dein Fuß gehen kann.

Dem Herren musst du trauen,
wenn dir's soll wohlergehn;
auf sein Werk musst du schauen,
wenn dein Werk soll bestehn.
Mit Sorgen und mit Grämen
und mit selbsteigner Pein
lässt Gott sich gar nichts nehmen,
es muss erbeten sein.

Dein ewge Treu und Gnade,
o Vater, weiß und sieht,
was gut sei oder schade
dem sterblichen Geblüt;
und was du dann erlesen,
das treibst du, starker Held,
und bringst zum Stand und Wesen,
was deinem Rat gefällt.

Weg hast du allerwegen,
an Mitteln fehlt dir's nicht;
dein Tun ist lauter Segen,
dein Gang ist lauter Licht;
dein Werk kann niemand hindern,

dein Arbeit darf nicht ruhn,
wenn du, was deinen Kindern
ersprießlich ist, willst tun.

Und ob gleich alle Teufel
hier wollten widerstehn,
so wird doch ohne Zweifel
Gott nicht zurücke gehn;
was er sich vorgenommen
und was er haben will,
das muss doch endlich kommen
zu seinem Zweck und Ziel.

Hoff, o du arme Seele,
hoff und sei unverzagt!
Gott wird dich aus der Höhle,
da dich der Kummer plagt,
mit großen Gnaden rücken;
erwarte nur die Zeit,
so wirst du schon erblicken
die Sonn der schönsten Freud.

Auf, auf, gib deinem Schmerze
und Sorgen gute Nacht,
lass fahren, was dein Herze
betrübt und traurig macht;
bist du doch nicht Regente,
der alles führen soll,
Gott sitzt im Regimente
und führet alles wohl.

Ihn, ihn lass tun und walten,
er ist ein weiser Fürst
und wird sich so verhalten,

dass du dich wundern wirst,
wenn er, wie ihm gebühret,
mit wunderbarem Rat
das Werk hinausgeführet,
das dich bekümmert hat.

Er wird zwar eine Weile
mit seinem Trost verziehn
und tun an seinem Teile,
als hätt in seinem Sinn
er deiner sich begeben,
und sollt'st du für und für
in Angst und Nöten schweben,
als frag er nichts nach dir.

Wird's aber sich befinden,
dass du ihm treu verbleibst,
so wird er dich entbinden,
da du's am mindsten glaubst;
er wird dein Herze lösen
von der so schweren Last,
die du zu keinem Bösen
bisher getragen hast.

Wohl dir, du Kind der Treue,
du hast und trägst davon
mit Ruhm und Dankgeschreie
den Sieg und Ehrenkron;
Gott gibt dir selbst die Palmen
in deine rechte Hand,
und du singst Freudenpsalmen
dem, der dein Leid gewandt.

Mach End, o Herr, mach Ende

mit aller unsrer Not;
stärk unsre Füß und Hände
und lass bis in den Tod
uns allzeit deiner Pflege
und Treu empfohlen sein,
so gehen unsre Wege
gewiss zum Himmel ein.

Paul Gerhard (1653), in: EG 361

Bei dir, Jesu, will ich bleiben
stets in deinem Dienste stehn;
nichts soll mich von dir vertreiben,
will auf deinen Wegen gehn.
Du bist meines Lebens Leben,
meiner Seele Trieb und Kraft,
wie der Weinstock seinen Reben
zuströmt Kraft und Lebenssaft.

Könnt ich's irgend besser haben
als bei dir, der allezeit
so viel tausend Gnadengaben
für mich Armen hat bereit?
Könnt ich je getroster werden
als bei dir, Herr Jesu Christ,
dem im Himmel und auf Erden
alle Macht gegeben ist?

Wo ist solch ein Herr zu finden,
der, was Jesus tat, mir tut:
mich erkauft von Tod und Sünden
mit dem eignen teuren Blut?
Sollt ich dem nicht angehören,
der sein Leben für mich gab,

sollt ich ihm nicht Treue schwören,
Treue bis in Tod und Grab?

Ja, Herr Jesu, bei dir bleib ich
so in Freude wie in Leid;
bei dir bleib ich, dir verschreib ich
mich für Zeit und Ewigkeit.
Deines Winks bin ich gewärtig,
auch des Rufs aus dieser Welt;
denn der ist zum Sterben fertig,
der sich lebend zu dir hält.

Bleib mir nah auf dieser Erden,
bleib auch, wenn mein Tag sich neigt,
wenn es nun will Abend werden
und die Nacht herniedersteigt.
Lege segnend dann die Hände
mir aufs müde, schwache Haupt,
sprich: „Mein Kind, hier geht's zu Ende;
aber dort lebt, wer hier glaubt."

Bleib mir dann zur Seite stehen,
graut mir vor dem kalten Tod
als dem kühlen, scharfen Wehen
vor dem Himmelsmorgenrot.
Wird mein Auge dunkler, trüber,
dann erleuchte meinen Geist,
dass ich fröhlich zieh hinüber,
wie man nach der Heimat reist.

Philipp Spitta (1829, 1833), in: EG 406.

Ach bleib mit deiner Gnade
bei uns, Herr Jesu Christ,
dass uns hinfort nicht schade
des bösen Feindes List.

Ach bleib mit deinem Worte
bei uns, Erlöser wert,
dass uns sei hier und dorte
dein Güt und Heil beschert.

Ach bleib mit deinem Glanze
bei uns, du wertes Licht;
dein Wahrheit uns umschanze,
damit wir irren nicht.

Ach bleib mit deinem Segen
bei uns, du reicher Herr;
dein Gnad und alls Vermögen
in uns reichlich vermehr.

Ach bleib mit deinem Schutze
bei uns, du starker Held,
dass uns der Feind nicht trutze
noch fäll die böse Welt.

Ach bleib mit deiner Treue
bei uns, mein Herr und Gott;
Beständigkeit verleihe,
hilf uns aus aller Not.

Josua Stegmann (1627), in: EG 347.

Christ ist erstanden
von der Marter alle;
des solln wir alle froh sein,
Christ will unser Trost sein.
Kyrieleis.

Wär er nicht erstanden,
so wär die Welt vergangen;
seit dass er erstanden ist,
so lobn wir den Vater Jesu Christ!
Kyrieleis.

Halleluja, Halleluja, Halleluja!
Des solln wir alle froh sein,
Christ will unser Trost sein.
Kyrieleis.

Bayern/Österreich (12.-15. Jh.), in: EG 99 GL 318

Es kennt der Herr die Seinen
und hat sie stets gekannt,
die Großen und die Kleinen
in jedem Volk und Land;
er lässt sie nicht verderben,
er führt sie aus und ein,
im Leben und im Sterben
sind sie und bleiben sein.

Er kennet seine Scharen
am Glauben, der nicht schaut
und doch dem Unsichtbaren,
als säh er ihn, vertraut;
der aus dem Wort gezeuget
und durch das Wort sich nährt

und vor dem Wort sich beuget
und mit dem Wort sich wehrt.

Er kennt sie als die Seinen
an ihrer Hoffnung Mut,
die fröhlich auf dem einen,
dass er der Herr ist, ruht,
in seiner Wahrheit Glanze
sich sonnet frei und kühn,
die wunderbare Pflanze,
die immerdar ist grün.

Er kennt sie an der Liebe,
die seiner Liebe Frucht
und die mit lauterm Triebe
ihm zu gefallen sucht;
die andern so begegnet,
wie er das Herz bewegt,
die segnet, wie er segnet,
und trägt, wie er sie trägt.

So kennt der Herr die Seinen,
wie er sie stets gekannt,
die Großen und die Kleinen
in jedem Volk und Land
am Werk der Gnadentriebe
durch seines Geistes Stärk,
an Glauben, Hoffnung, Liebe
als seiner Gnade Werk.

So hilf uns, Herr, zum Glauben
und halt uns fest dabei;
lass nichts die Hoffnung rauben;
die Liebe herzlich sei!

Und wird der Tag erscheinen,
da dich die Welt wird sehn,
so lass uns als die Deinen
zu deiner Rechten stehn.

Philipp Spitta (1843), in: EG 358

Jesu, geh voran
auf der Lebensbahn!
Und wir wollen nicht verweilen,
dir getreulich nachzueilen;
führ uns an der Hand
bis ins Vaterland.

Soll's uns hart ergehn,
lass uns feste stehn
und auch in den schwersten Tagen
niemals über Lasten klagen;
denn durch Trübsal hier
geht der Weg zu dir.

Rühret eigner Schmerz
irgend unser Herz,
kümmert uns ein fremdes Leiden,
o so gib Geduld zu beiden;
richte unsern Sinn
auf das Ende hin.

Ordne unsern Gang,
Jesu, lebenslang.
Führst du uns durch rauhe Wege,
gib uns auch die nöt'ge Pflege;
tu uns nach dem Lauf
deine Türe auf.

Nikolaus Ludwig von Zinzendorf (1721, 1725), in: EG 391

So nimm denn meine Hände
und führe mich
bis an mein selig Ende
und ewiglich.
Ich mag allein nicht gehen,
nicht einen Schritt:
wo du wirst gehn und stehen,
da nimm mich mit.

In dein Erbarmen hülle
mein schwaches Herz
und mach es gänzlich stille
in Freud und Schmerz.
Lass ruhn zu deinen Füßen
dein armes Kind:
es will die Augen schließen
und glauben blind.

Wenn ich auch gleich nichts fühle
von deiner Macht,
du führst mich doch zum Ziele
auch durch die Nacht:
so nimm denn meine Hände
und führe mich
bis an mein selig Ende
und ewiglich!

Julie Hausmann (1862), in: EG 376

Wir sind nur Gast auf Erden
und wandern ohne Ruh
mit mancherlei Beschwerden
der ewigen Heimat zu.

Die Wege sind verlassen,
und oft sind wir allein.
In diesen grauen Gassen
will niemand bei uns sein.

Nur einer gibt Geleite,
das ist der Herre Christ;
er wandert treu zur Seite,
wenn alles uns vergisst.

Gar manche Wege führen
aus dieser Welt hinaus.
O dass wir nicht verlieren
den Weg zum Vaterhaus.

Und sind wir einmal müde,
dann stell ein Licht uns aus,
o Gott, in deiner Güte;
dann finden wir nach Haus.

Georg Thurmair (1935), in: EG 681, GL 505

Zu Beginn einer Sitzwache

Gedanken zum Beginn

Sie beginnen eine Sitzwache. Oft sind es Stunden, die man miteinander verbringt –
das bedeutet:
sich einlassen auf eine ganz andere Lebenswelt.
Es kann bedeuten:
berührt werden von der Endlichkeit, Spüren der eigenen Ohnmacht und Grenzen, beschenkt werden und auch ratlos sein.
Es ist daher hilfreich, am Beginn einer Sitzwache kurz innezuhalten und sich sehr bewusst auf die kommende Zeit vorzubereiten. Vielen Menschen hilft es zu beten – in der Begleitung sterbender Menschen erfahren wir in besonderer Weise unsere eigene Hilflosigkeit und unsere Grenzen. Diese auszuhalten und nicht innerlich oder äußerlich zu fliehen ist das Wichtigste, was wir tun können.

Gebet zu Anfang

Allmächtiger Gott,
nun beginne ich wieder meine Zeit des Wachens
am Sterbebett.
Meine Gedanken und Gefühle
lösen sich erst allmählich
von meinem Alltag.
So vieles strömte auf mich ein,
ich kann noch gar nicht richtig abschalten.
Manches beschäftigt mich noch.
Mein Gott, lass mich innerlich zur Ruhe kommen.
Stille
Ich möchte jetzt ganz hier sein
mit meinen Gedanken und meinen Gefühlen
möchte ich mich einstellen auf …
Lass mich spüren, wie ich ihr / ihm jetzt hilfreich

zur Seite stehen kann.
Lass mich schweigen, damit ich gut zuhören kann.
Lass mich geduldig sein, um zu verstehen, was sie/er mir sagen möchte.
Lass mich die Worte finden, die aufrichten.
Gib mir Kraft, mich der Stille zu überlassen.
Gib mir den Mut, mich auf das Sterben einzulassen.

Ein Gebet

Mein Gott,
ich vertraue auf deine Zusage:
„Wo zwei oder drei in meinem Namen versammelt sind, da bin ich mitten unter ihnen" (Mt 18,20).
So sei auch hier am Krankenbett/Sterbebett gegenwärtig.
Ich vertraue darauf, dass du mit deinem
Heiligen Geist uns zur Seite stehst.
Gib mir die Gabe, dass ich in einer guten Weise N. begleiten kann.

Gebet

Sei du, Herr, mit denen, die wachen oder weinen
in dieser Nacht/an diesem Tag.
Behüte deine Kranken,
lass deine Müden ruhn,
segne deine Sterbenden,
tröste deine Leidenden,
erbarme dich deiner Betrübten
und sei mit deinen Fröhlichen.
Amen.

Nach dem heiligen Augustinus

Gebet zum Ende einer Sitzwache

Die Zeit meiner Sitzwache ist vorüber.
Die Berührung mit dem Leiden und Sterben
ist nicht immer leicht.
Es ist oft schwer für mich, zu sehen, wie N. leidet.
Fragen tun sich in mir auf, die mich beschäftigen.
Ich möchte sie jetzt aussprechen,
damit sie nicht stumm in mir bleiben.
Stille
Guter Gott,
bleibe du hier bei N. mit deinem Segen.
Behüte sie/ihn in der kommenden Zeit und
schenke ihr/ihm Trost und Frieden.
Sei du auch mit mir,
wenn ich nun in meinen Alltag zurückkehre,
und segne alle, die in diesem Haus ein- und ausgehen.
Amen.

Kinder und der Abschied

Es gibt hier, wie bei vielen anderen wichtigen Lebensfragen, keine Faustregel, die auf jede Situation passt. Als hilfreich haben sich aber einige Grundgedanken in vielen Familien bewährt.

Ehrlichkeit schafft Vertrauen

Kinder merken sehr schnell, wenn sich etwas Ungewohntes oder Bedrohliches in ihrem Umfeld ereignet. Sie spüren, wenn Erwachsene sich Sorgen machen, und wenn man beginnt, etwas vor ihnen zu verheimlichen. Das verunsichert Kinder.

Die meisten reagieren zunächst sehr offen, sie fragen „Mama, warum siehst du so traurig aus?" Oder: „Muss Opa noch sehr lange im Krankenhaus bleiben?" Es ist gut, wenn Eltern sich dann Zeit nehmen und dem Kind genau zuhören. Was fragt mein Kind? Was möchte es eigentlich wissen? Äußert es Angst und möchte getröstet werden? Oder fragt es nach Informationen, die ich ihm geben soll? Wichtig ist, dass Ihr Kind spürt, dass es in seinen Äußerungen ernstgenommen wird. „Ach, was machst du dir für unnötige Sorgen", wäre eine Antwort, die dem Kind zwar signalisiert, dass die Situation nicht so ernst sei, wie es sie angenommen hat. Aber diese Antwort lässt das Kind in der Unsicherheit zurück, wie es mit der veränderten Situation angemessen umgehen und die empfundene Bedrohung richtig einschätzen soll. Hilfreich ist es, dem Kind alles, was es fragt, in einer seinem Alter und seinem Vorstellungsvermögen entsprechenden Weise zu beantworten.

Ehrlichkeit ist hier sehr wichtig.

„Darf ich denn sagen, dass der Opa bald sterben muss?" Es ist natürlich, dass Eltern sich diese Frage stellen. Aber was wäre die Alternative? Was würde es für das Kind bedeuten, wenn man es anlügen würde? Kinder brauchen verlässliche Beziehungen. Gerade dann, wenn sie von einem geliebten und für sie selbst wichtigen Menschen Abschied nehmen müssen, hilft es ihnen, wenn sie deutlich spüren: Um mich herum sind Menschen, die mir Geborgenheit geben, die da sind, wenn ich sie brauche, die ehrlich mit mir sind.

Kinder verarbeiten die Wahrheit in kleinen Portionen. Es wäre ihnen eine Überforderung, mit der ganzen Krankheitsgeschichte, ihrem Verlauf und den notwendigen Therapien auf einmal konfrontiert zu werden. Deswegen fragen Kinder auch sehr gezielt nach dem, was sie wissen wollen. Oft sind es die Erwachsenen, die der Versuchung erliegen, viel mehr zu erklären und zu erzählen, als was eigentlich gefragt wurde. Durch die Informationsfülle sind Kinder jedoch schnell überfordert. Manchmal reagieren sie dann mit einem inneren Rückzug und scheuen sich vor weiteren Fragen. Versuchen Sie daher am besten immer wieder mal, mit ihren Kindern ins Gespräch zu kommen, um ihnen die Wahrheit in kleineren Portionen zu sagen. Bei Kindern ist es ganz natürlich, dass sie auch in akuten Leidsituationen immer wieder Momente oder auch längere Phasen haben, in denen sie das häusliche Geschehen völlig ausblenden und mit ungebremster Lebensenergie herumtoben. Erwachsene irritiert das oft. „Vor einer halben Stunde hatte man noch beieinander gesessen und über den bevorstehenden Tod der Oma geweint – und nun spielt das Kind in ausgelassener Fröhlichkeit im Haus." Dieses Verhalten ist gut und gesund für die Seele dieses Kindes, denn offensichtlich braucht es diesen Rückzug in die Normalität. Es gibt aber auch Kinder, die sich ganz anders verhalten. Sie ziehen sich zurück und verweigern jegliches Gespräch über den kranken Angehörigen. Sie wollen das Krankenzimmer gar nicht betreten. Wenn man sie darauf anspricht, ob sie nicht mal wieder bei der kranken

Oma hereinschauen wollen, dann ignorieren sie diese Frage oder lehnen das Angebot schlichtweg ab. Auch wenn diese Kinder nach außen hin desinteressiert oder sogar gefühlskalt wirken, beschäftigen auch sie sich mit der Krankheit und dem möglichen Tod des Angehörigen. Diese Kinder sind oft hochsensibel und haben eine Scheu, sich mit der veränderten Situation auseinanderzusetzen. Es gibt Kinder, die blenden all das, was ihnen bedrohlich erscheint, aus. Wenn dies nur zeitweise geschieht, ist das ein durchaus positiver Schutzmechanismus. Sollte dies aber anhalten, hemmt es das Kind, sich mit der Realität auseinanderzusetzen. Wenig hilfreich ist es, das Kind ohne seine Zustimmung mit der Krankheit des Angehörigen zu konfrontieren. Zwingen Sie es niemals, mit ans Krankenbett zu gehen. Setzten Sie es auch nicht unter moralischen Druck mit der Aussage: „Du merkst doch, dass dein Opa bald sterben wird. Jetzt geh wenigstens noch mal zu ihm ins Zimmer." Es könnte sein, dass das Kind sich dann noch mehr zurückzieht. Manche Eltern machen gute Erfahrungen, wenn sie sich bewusst Zeit für das Kind nehmen, mit ihm spielen und sich mit ihm unterhalten. Dabei können sie das Gespräch immer wieder auf den kranken Angehörigen lenken. Sie können Fotoalben anschauen, über gemeinsame schöne Erlebnisse sprechen. Sie können ein Bild malen, das man anschließend ins Krankenzimmer bringt. Hier braucht man mitunter etwas Phantasie und vor allem Geduld und Zeit füreinander. Oftmals aber gelingt es auf diese Weise, dem Kind Hilfestellung zu geben, dass es sich auf die neue Situation einlässt. Wenn die Bemühungen der Eltern keine Veränderung bringen, sollten sie sich nicht scheuen, einen erfahrenen Kinder- oder Jugendarzt um Rat zu fragen. Dies gilt vor allem auch dann, wenn Kinder über längere Zeit Verhaltensstörungen aufweisen, die Schule schwänzen oder ungewöhnlich aggressiv sind.

Meditativer Spaziergang für Angehörige

Diese Texte eignen sich auch zu einer Gedankenreise.
Ein meditativer Spaziergang ist ein Spaziergang, der mit verschiedenen
Texten dazu einlädt, innerlich zur Ruhe zu kommen und über Statio-
nen des eigenen Lebens nachzudenken. Zu Beginn des Weges kann
man sich einen Stein aussuchen, den man mitnimmt.

Bevor ich aufbreche

Ich mache mich auf.
Ich will mir Zeit nehmen.
Ganz bewusst möchte ich eine Wegstrecke gehen.
Nicht hetzen.
Nicht an alles Mögliche denken.
Ich möchte zur Ruhe kommen.
Ich möchte bei mir selbst ankommen.

Gebet zum Aufbruch

Gott, der du mit mir bist,
du kennst die Wege, die hinter mir liegen,
du kennst die Wege,
auf denen ich mich jetzt mühe,
du kennst die Wege, die noch vor mir sind.
Du weißt um alle Erfahrungen,
die ich bisher gemacht habe,
die vielen schönen,
aber auch die dunklen und traurigen Stunden,
in denen ich an meine Grenzen kam.

Gott, der du mit mir bist,
ich glaube daran, dass du die Wege
meines Lebens mitgehst,

dass ich dir in meinem Alltag begegne,
ich glaube daran,
dass du mich begleitest und mich versorgst.

Gott, der du mit mir bist,
du kennst auch alle Irrwege,
die ich bisher gegangen bin.
Die Situationen, in denen ich mich verrannt habe –
wo ich mir selbst Stolpersteine in den Weg gelegt habe –
Gib mir die Chance, dies zu erkennen –
und den Mut, es wieder in Ordnung zu bringen.

Gott, der du mit mir bist,
ich bitte dich: öffne mir die Augen,
dass ich wahrnehmen kann,
welche Chancen und Möglichkeiten
an meinem Weg liegen.
Ich bitte dich um Kraft,
meinem Weg eine gute Richtung zu geben.

Gott, der du mit mir bist,
ich danke dir, dass ich nicht alleine gehen muss.
Es sind andere Menschen um mich herum,
die mir Begleiter, Ratgeber, Stütze und Halt sein können.
Lass mich ihre Hilfe erkennen
und sie auch dankbar annehmen.

Gott, der du mit mir bist,
ich danke dir, dass du mich siehst.
Von deiner Liebe zehre ich,
gerade in den Zeiten, in denen ich meinen
Weg nicht genau vor mir sehe.
Zeige mir, Gott, meinen Weg.

Unterwegs

Ich spüre meinen Weg
Der Boden –
mal ist er steinig, dann wieder eben.
Hin und wieder spüre ich den spitzen, harten Untergrund,
ein anderes Mal fühle ich den weichen Boden unter meinen
Füßen.

Mein Atem –
was bestimmt mein Schritttempo?
Spüre ich meine Grenzen, wenn ich außer Atem bin?
Ich möchte mein eigenes Tempo finden.

Mein Geist –
In der Natur weiten sich die Gedanken.
Der Alltag ist zurückgeblieben –
ich möchte meine Sinne wecken,
an gar nichts zu denken –
einfach nur in mich aufnehmen,
was ich jetzt erlebe.

Pause

Ich kehre bei mir selbst ein.
Vielleicht gibt es eine Bank zum Ausruhen
oder ich bleibe einfach stehen –
vielleicht an einem schönen Platz.

Der Segen

Gott, der bei dir ist
und alle deine Wege mit dir geht, segne dich.
Er offenbare sich dir als ein mitgehender Gott.

Er segne deinen Aufbruch,
er begleite deine Schritte,
er sei mit dir in deinen Gedanken.
Er schenke dir ein aufmerksames Herz,
dass du in den Begrenzungen deines Lebens
die Weite und Fülle sehen kannst,
die Gott dir geben möchte.
Er segne dich mit wachem Verstand und einem
vergebungsbereiten, liebenden Herz.
Er segne dich darin,
steinige Strecken deines Lebensweges auszuhalten,
er lasse dich in Gelassenheit und Mut
Lösungen für schwierige Wege finden.
Gott segne deinen Aufbruch.

Mein Stein
(Ich möchte auf mein Leben schauen)

Ich nehme diesen Stein –
er ist für mich ein Zeichen dafür,
dass ich auf meinen Lebenswegen
immer wieder festen Halt gefunden habe.
In Gedanken kann ich mich daran erinnern,
wie oft und auf wie vielfältige Weise ich
das bisher gespürt habe.
In der Bibel gibt es viele Worte für die Treue,
die Hilfe und Zuverlässigkeit Gottes.
Ich kann den Rückweg nutzen,
um mir diese biblischen Geschichten und Worte
wieder einmal ins Gedächtnis zu rufen.

Zum Nachdenken über ein Problem, das mich belastet

Ich nehme diesen Stein –
er soll ein Symbol sein,
für das, was mich momentan belastet.
Ein Stolperstein, der mir zu schaffen macht.
Eine „Steingeschichte" aus meinem Leben,
die ich jetzt durchdenken will,
die ich „durchgehen" will.

Mein Rückweg

„Der Herr hat seinen Engeln befohlen,
dass sie dich behüten auf allen deinen Wegen."

Bevor ich zu Hause bin, überlege ich:
Habe ich meine Gedanken abgeschlossen?
Möchte ich noch einmal darüber nachdenken?

Wieder zu Hause

Ich lege den Stein neben die Tür –
„Gott ist mit mir am Abend und am Morgen
und ganz gewiss an jedem neuen Tag!"

Ich beschließe meinen Spaziergang ganz bewusst mit diesem Zuspruch und kehre wieder zurück in meinen Alltag. (Manche Menschen haben einen besonderen Platz für ihre Steine gefunden, z.B. einen kleinen Steinkorb neben ihrer Wohnungstüre. Sie legen den Stein dorthin und nehmen ihn wieder beim nächsten Spaziergang mit.)
Eine Frau malte, wenn sich eine Not, die sie auf ihren Spaziergänge beschäftigte, gewendet hatte oder wenn sie eine

besondere Freude und Dankbarkeit empfand, ganz bewusst ein Kreuz auf einen der Steine. Stumme Zeugen, die ihr immer wieder ein Zeichen von Gottes Fürsorge, seiner Treue und Barmherzigkeit waren.

Anhang

Platz für Notizen

_____

_____

_____

_____

_____

_____

_____

_____

_____

_____

_____

_____

Was möchte ich bedenken und vorbereiten?

_____

_____

_____

_____

_____

_____

_____

_____

_____

_____

_____

To-Do-Liste

_____

_____

_____

_____

_____

_____

_____

_____

_____

_____

_____

_____

_____

Wichtige Telefonnummern und Adressen

Pfarrer/Pastor: _____

_____

Arzt: _____

_____

Pflegedienst: _____

_____

Nachtdienst: _____

_____

Hospizgruppe: _____

_____

Menschen, die mir ihre Hilfe angeboten haben:

_____

_____

_____

_____

_____

Wichtige Texte

Lieblingslieder: _____

_____

_____

Texte, die ich gerne vorlese: _____

_____

_____

Gebete, die wir gerne sprechen: _____

_____

_____

Was uns gut tut: _____

_____

_____

_____

_____

_____

_____

Sonstiges

Register

Bibelstellenverzeichnis

Altes Testament

Neues Testament

Gebete

Lieder

Texte

Stichwortverzeichnis

Buch-Empfehlungen

Für Christen bedeutet das Sterben den Übergang vom irdischen Leben in eine jenseitige Wirklichkeit. Über ein möglichst schmerzfreies und begleitetes Lebensende (»sanftes Sterben«) hinaus geht es nach christlichem Glauben um ein »seliges Sterben« – um die Erlangung des ewigen Lebens in der Gemeinschaft mit Gott und den Heiligen. Weil der Christ in der Taufe Anteil am Priestertum Christi erhalten hat, ist er befähigt, sein Sterben mit dem Sterben Christi zu vereinen und es Gott als letztes Opfer seines Lebens darzubringen. Das Sterben des Christen wird so zu einem »Lebensabschlussgottesdienst«.

Die in dieser Schrift abgedruckten liturgischen Texte der „Begleitung Schwerstkranker und Sterbender" wollen den Angehörigen und allen übrigen Sterbebegleitern (zuhause, in Krankenhäusern, Altenheimen und Hospizen) eine konkrete pastorale Hilfe an die Hand geben.

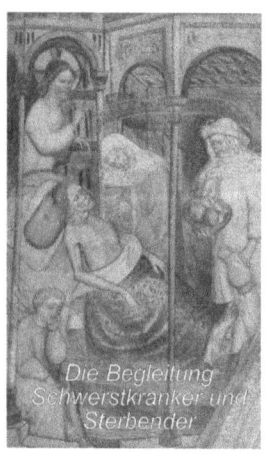

Peter Christoph Düren (Hrsg.)
Die Begleitung Schwerstkranker und Sterbender
Eine Handreichung für Angehörige und gläubige Laien
Augsburg 8. Aufl. 2015
52 Seiten. 4 farbige Abb.
ISBN 978-3-940879-00-4. **3,00 €**

In diesem Band werden die 3. Internationalen Gocher Gespräche anlässlich der Verleihung des „Arnold-Janssen-
Preises" an die Deutsche Hospiz Stiftung dokumentiert, die
sich mit dem Thema „Sterben – an der oder durch die Hand
des Menschen?" befassen.

Beiträge u.a.:

*Rainer Beckmann (früheres Mitglied der Enquête-Kommission des
Deutschen Bundestages „Ethik und Recht der modernen Medizin")*
**Menschenwürdig Sterben – aber wie? Zur Diskussion
über Sterbehilfe in Deutschland**

Prof. Dr. jur. Wolfram Höfling (Staatsrechtslehrer)
Welchen Wert haben Patientenverfügungen?

Prof. Dr. phil. Thomas Sören Hoffmann (Philosoph)
Töten auf Verlangen – eine Wohltat?

*Prof. Dr. Henk Jochemsen
(Director of the Lindeboom Institute for Medical Ethics in Ede, NL)*
Sterbehilfe in den Niederlanden

Dr. theol. Peter Christoph Düren (kath. Theologe und Buchautor)
**Schnelles, sanftes oder seliges Sterben? Sterben aus
theologischer Sicht**

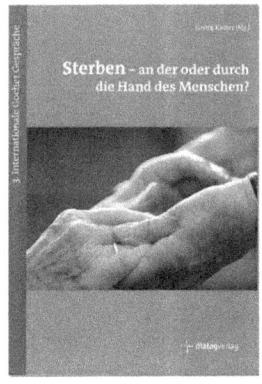

Georg Kaster (Hrsg.)
**Sterben – an der oder durch
die Hand des Menschen?**
3. Internationale Gocher Gespräche
Münster 2009
264 Seiten. Paperback
ISBN 978-3-937961-99-6. **9,80 €**

Jesus Christus geht den schmerzensreichen Weg, die Via Dolorosa. Doch er will ihn nicht alleine gehen. Er sucht Freunde, die ihn begleiten.

Die Via Dolorosa – der „Weg der Schmerzen" unseres eigenen Lebens – erschreckt uns, entmutigt uns, verwirrt uns. Wie kann Jesus wollen, dass wir diese steinige Straße emporsteigen?

Allein der Blick auf Jesus, der sein Kreuz nach Golgotha hinaufträgt, gibt Antwort auf die bohrende Frage nach dem „Warum" unserer Leiden, Schwierigkeiten und Enttäuschungen. Er zeigt uns, worauf es immer wieder ankommt: dass aus Leidenden Liebende werden. Jesus zeigt uns, wie die Via Dolorosa, der Schmerzensweg, zur Via Amorosa, zum Liebesweg, wird.

Eine Betrachtung, die hilft, die Schmerzen unseres Lebens zu heilen – nicht nur zur Fastenzeit.

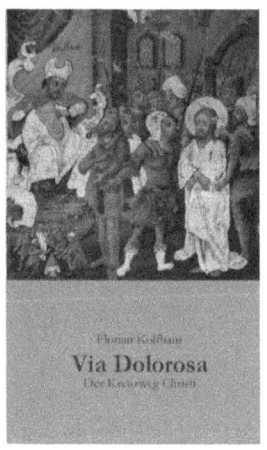

Florian Kolfhaus
Via Dolorosa
Der Kreuzweg Christi
Mit 28 Farbbildern
von der Via Dolorosa
von Peter Christoph Düren
Augsburg 2. Aufl. 2014
80 Seiten. Gebunden
Fadenheftung. Lesebändchen
ISBN 978-3-940879-20-2. **10,90 €**

Mit Eintritt des Todes endet für den einzelnen Menschen der Pilgerstand, in dem er Anteil am göttlichen Leben gewinnen und mit Hilfe der Gnade auf das übernatürliche letzte Ziel voranschreiten, aber auch durch die Sünde von ihm abweichen kann.

Das vorliegende Werk untersucht aufgrund des Zeugnisses der Heiligen Schrift, der apostolischen Überlieferung und des kirchlichen Lehramtes, inwiefern diese Lehre vom Tod als Ende des irdischen Pilgerstandes als Glaubenslehre zu betrachten ist. Das Buch behandelt u.a. auch Fragen der Reinkarnation und einer etwaigen Endentscheidung, die medizinische Dimension des Todes und das Hirntod-Kriterium. In einer systematisch-spekulativen Durchdringung des Themas werden zudem Einzelfragen erörtert: Todesangst, Sterbeforschung, Nahtod-Erlebnisse, Totenerweckungen, Entscheidungsernst, Geschichtlichkeit und Leib-Seele-Struktur der menschlichen Person sowie Heilsoptimismus. Zum Schluss kommen praktische Fragen zum Zuge: Meditatio mortis (geistliche Betrachtung des Todes), Ars moriendi (Kunst des rechten Sterbens), seliges oder sanftes Sterben sowie die Hospizbewegung.

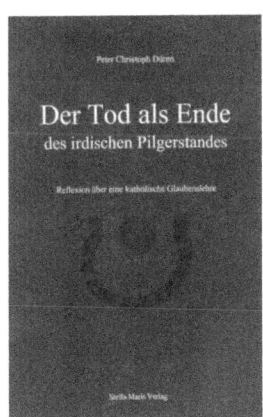

Peter Christoph Düren
Der Tod als Ende
des irdischen Pilgerstandes
Reflexion über eine katholische Glaubenslehre
Buttenwiesen 4. Aufl. 2002
692 Seiten, Paperback
ISBN 978-3-934225-10-7. **50,00 €**

Bestellen Sie diese und weitere Werke direkt beim

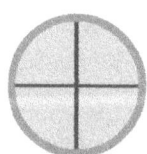 **Dominus-Verlag**
Mittleres Pfaffengäßchen 11
D-86152 Augsburg

Tel.   0 (049) – 821 – 56 65 65 8
Fax: 0 (049) – 821 – 50 81 41 9
Internet: www.dominus-verlag.de
eMail: post@dominus-verlag.de